MCS かかりつけ薬剤師と進める

50歳からの上手な

薬の終《しま》い方《かた》

薬学博士・臨床薬理学者
中原保裕

Gakken

かかりつけ薬剤師と進める
50歳からの上手な薬の終《しま》い方《かた》

contents

はじめに
薬の専門家が今、話したいこと …… 4

第1章
まずは上手に薬とつき合うための2大原則を理解しよう …… 7

薬の量が多ければ多いほど病気が早く治るワケではない！ …… 9

原則1．薬には病気そのものを直接治す力はない …… 12

原則2．薬は安全だから使うのではなく、必要だから使う …… 21

column
「かかりつけ薬剤師」の見つけ方 …… 26

第2章
薬は体の中に入ってなにをしているか理解しよう …… 27

使い続ける必要がない薬を洗い出してみよう …… 29

第3章
歳をとることで薬との関係は変化していく …… 41

歳をとったのに若いときと同じように薬を使うのは危険 …… 43

第4章
薬の見直しを上手に行うための守るべき10カ条 …… 55

薬の見直しはかかりつけ医師、かかりつけ薬剤師といっしょに……57

column
「かかりつけ薬剤師」がいるメリット……106

第5章
もし薬を見直したいという気持ちになったらまずやること……107
ポイント1　どの薬を見直しの候補にしたいのかを考える……109
ポイント2　かかりつけ薬剤師をもって、彼らに相談してみることから始めよう……116
ポイント3　薬剤師と相談するときはなぜ見直しをしたいのかをしっかりと伝える……120
ポイント4　リフィル処方せんになると薬の見直しはやりやすくなる……124

第6章
どんな薬が見直しの候補になるのかみてみよう……127
薬の見直しができるかもしれない候補5種類……129

第7章
健康寿命を延ばして介護の必要な期間を短くすることが日本の課題……161
ポイント1　健康寿命という言葉に関心をもつことが大事……163
ポイント2　薬物療法に依存することは健康寿命を延ばすという点ではどうなのか？……168

あとがきにかえて……174

装丁　上坊菜々子
本文デザイン・DTP・イラスト　ササキサキコ
編集協力　㈱風土文化社
校正　ボーテンアサセくりみ

はじめに　薬の専門家が今、話したいこと

「私は臨床薬理学者《りんしょうやくりがくしゃ》」といっても、多くの人はたぶん「それなに？」といった感じではないでしょうか。そうですね。臨床薬理学者という言葉が学問の世界でも知られるようになってからまだ50年ほどしか経っていないですからね。

臨床薬理学者をわかりやすく説明すれば、薬が体の中に入ってから後に、その薬がどのような動きをしてどのような効果を発揮するのかを研究する人です。そして、一人ひとりの患者さんに対してどのようにその薬を使えば、少しでもよい結果を導くことにつながっていくかを考える人でもあります。

私が本格的にこれに取り組むようになったのは28歳で、ちょうどアメリカに留学したときでした。カリフォルニア州にあるハンティングトン医学研究所のビング博士やロングビーチ記念病院のピータ博士のご指導を仰ぎました。日本に戻って日本医科大学多摩永山病院で内科医局のスタッフの一員として、かつ臨床薬剤師として循環器系疾患、呼吸器系疾患、感染

症、がんなどを中心に、研究で得た知識を患者さんの治療に役立てながらよりよい薬物療法の提供に努めてきました。

そのときの様子が朝日新聞に大きく取りあげられました（次ページ）。医療の専門職だけではなく一般の人々も対象にした講演会を全国で年に200～280回以上行うようになりました。また、NHKの「ためしてガッテン」など、さまざまなテレビ番組にも出演しました。

その後、自分でファーマシューティカルケア研究所を設立し、徳島文理大学や北海道科学大学（旧北海道薬科大学）などで客員教授を兼務しながら後輩の育成にも携わってきました。数社以上の出版社から本も出版させていただき、この仕事に巡り合えて自分を生かすことができて幸福だと思っています。

この度、すでに3つの専門書を出版させていただいているGakkenより、一般向け、それも人生の後半を迎えた人向けの薬の本の執筆依頼を受け、私の臨床薬理学者としての40年間に得た知識をもとに皆さまに「読んでよかった」と思っていただけるような本の執筆に取り組んだ次第です。

どの程度その想いが達成できたのかは、出版されてから徐々にわかってくるのではないかと思っています。

できるだけ大切なことを一般の人にもわかるようにたとえ話をたくさん入れてお話ししていきます。

おつき合いのほどよろしくお願いいたします。

2023年11月

薬学博士
臨床薬理学者　中原保裕

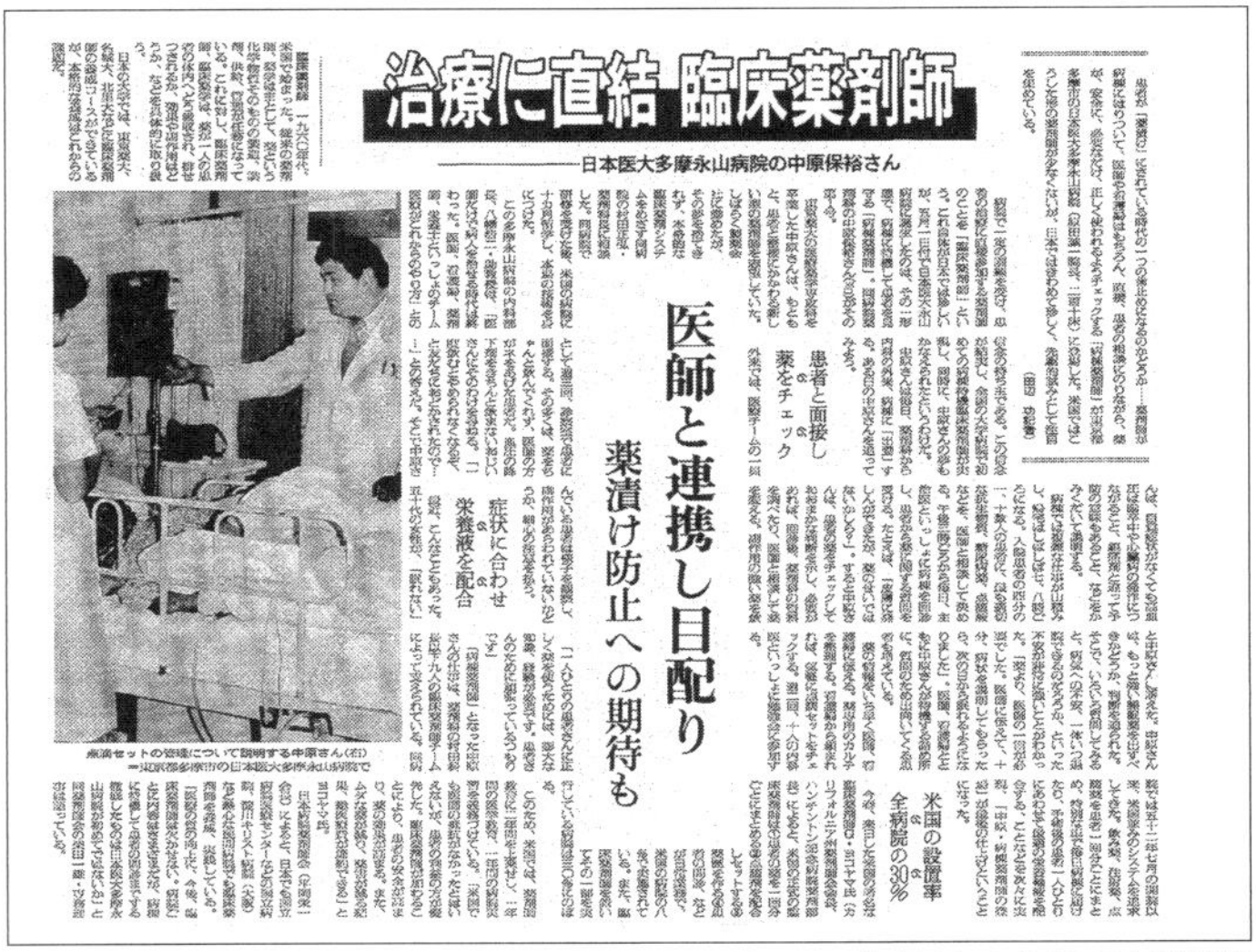

治療に直結　臨床薬剤師

――日本医大多摩永山病院の中原保裕さん

医師と連携し目配り

薬漬け防止への期待も

患者と面接し薬をチェック

症状に合わせ栄養液を配合

米国の設置率全病院の30％

点滴セットの管理について説明する中原さん（右）＝東京都多摩市の日本医大多摩永山病院で

第１章

まずは
上手に薬とつき合うための
２大原則を理解しよう

質問

薬をきちんと服用すれば、
病気は治るのでしょうか

今のあなたの考えは
次のページの３つの考え方のうち
どれに似ていますか？

ぜひ、この章を読む前にお答えください。

今のあなたの考えは
A～Cのどれにいちばん近いですか？

A

薬が病気の原因そのものにアタックして病気をやっつけてくれるので、言われた通りにきちんと飲んでいれば**病気は治る**。

B

薬を飲むだけでなく、食事や生活の仕方を改善することにも力を入れれば、**病気が治るときが来る**可能性が高くなる。

C

薬を飲んでも気《き》休《やす》め程度の効果しかないので、そんなに真面目に飲んでも**あまり意味がない**。

この章を読んだ後、もう一度お答えください。
読む前と後では考え方は変わりましたか？

誰もが薬に感じている不安。こんなにたくさん飲まなきゃダメ？

薬の量が多ければ多いほど病気が早く治るワケではない！

薬とつき合う必要がない人生であったら、それは本当に素晴らしい！　と思います。私も今、薬と数種類のサプリメントを毎日飲みながら「老いる」という自然現象にいかに抵抗して、少しでも自分らしく生きることができる人生をこれからもつくっていこう、と考えるひとりの高齢者でもあります。

そして、私がこのような仕事をしていることを知っている同級生をはじめ、人生の後半を迎えた多くの人たちから、たくさんの問い合わせがあります。もちろん、若い世代の人たちからも相談を受けていることもつけ加えておきます。

問い合わせや相談の多くは以下の2点です。

①もっとよい治療薬はないのかという願い
②薬が多くてこれでいいのかという不安

現在までの時の流れの中で治療を受け、できあがっている今の自分の処方に対して**「薬が多い」という不安をもっている人**が、このような相談をしてくるのでしょう。私も先に述べたように数種類の薬を服用しているわけですから、おそらく「薬をたくさん飲んでいるグループ」に所属していることになるでしょう。

しかし、私は薬の専門家の端くれでありますので自分が飲んでいる薬が「多い」という不安はまったくありません。それは、薬を服用するにあたり、私が打ち立てた**薬の２大原則に基づいて薬を服用しているから**なのです。

原則１．薬には病気そのものを直接治す力はない

原則２．薬は安全だから使うのではなく、必要だから使う

つまり薬を提供する側も薬を使用する側も、この２大原則に基づいて具体的な処方をしていくことが大切で、**薬は決して「病気に打ち勝つ物質」ではない**のです。

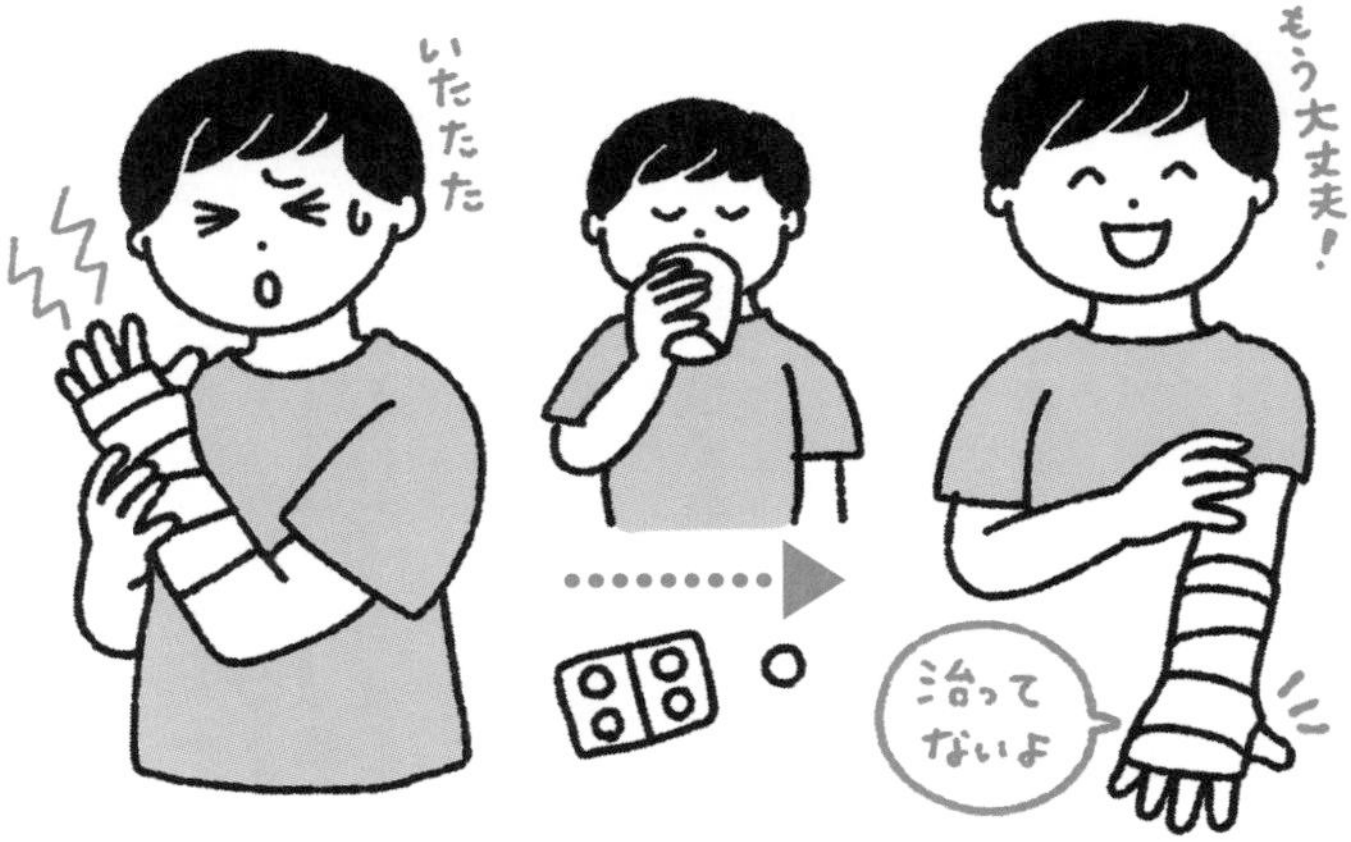

痛み止めで骨折の痛みを軽減することはできるが、骨折自体を治すことはできない。

ただちゃんと飲んでさえいれば患者さんが望んでいるよい結果が必ず出るというわけではないのです。もちろん薬は自分の役割を果たしています。

　この**２大原則を軽視して薬を用いると「期待はずれの結果」や「不幸な結果」と言わざるを得ないことに遭遇**してしまうのです。

　それが先の①②の２つの相談内容が多い要因の１つとなっているのです。

薬を妄信すべからず

原則1. 薬には病気そのものを直接治す力はない

高血圧症と診断された人から次のような質問をよくされます。

「高血圧の薬を飲み始めると一生飲まなくてはいけなくなるから、飲みたくない」

この気持ちはよくわかります。周りで**高血圧で薬を飲んでいる人は、薬を飲み続けている人が多い**ですからね。また、薬をもらうときに「きちんと飲まないとよくなりませんよ」と医師や薬剤師から言われますものね。

でも実は、薬をまじめに服用しても「高血圧症」という病気そのものはよくならないのです。

もちろん「きちんと薬を飲んでいると血圧は下がるよ」と反論したくなる人も

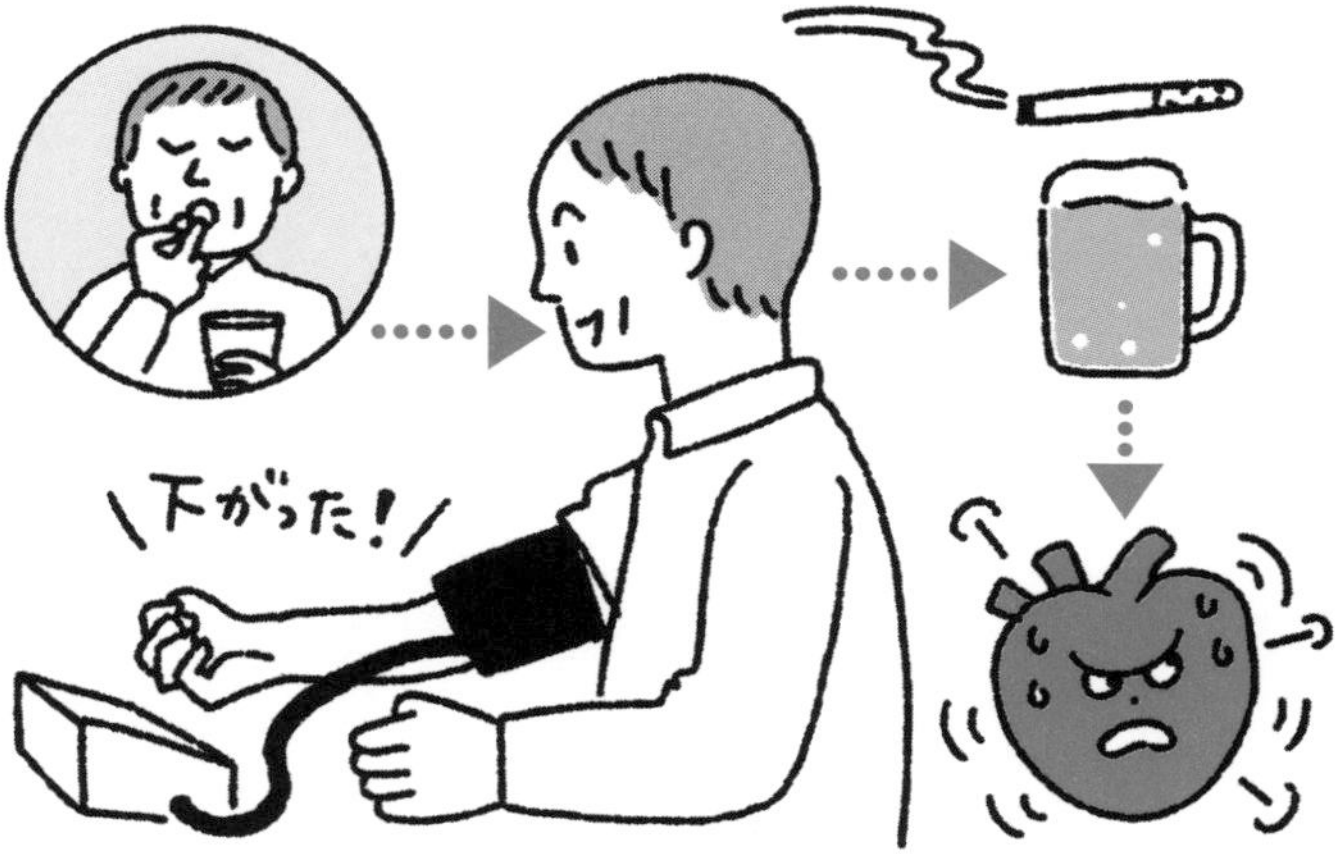

高血圧の薬は、血管を広げたり、血液を流れやすくしたりして血圧を下げる。薬自体に高血圧の原因を改善させる力はない。

いるでしょう。

　私が言いたいのは、「治る」とは薬を飲まなくても元のような状態になることです。しかし、多くの人は薬をやめるとまた血圧が上がり始めるのです。それは**高血圧症という病気が治っていないから**なのです。

　高血圧の薬は50種類以上あります。どの薬も血管を広げたり、血管の中を流れる血液などの液体の量を減らして血管の内側に対して血液などからくる圧力を小さくしたりして血圧を下げるようにしています。

しかし残念なことに**薬には血圧を高くしている要因そのものを改善させる力はありません**。もちろん血圧を下げることで心臓の病気や脳血管の病気、腎臓の病気などになりにくくなったり、すでにそのような病気をもっている人の場合はこれ以上悪くならないようにしたりする効果はあります。でも、血圧を高くしている原因には薬はまったく関与していないのです。

また、不眠の人からも似たような内容の相談をよく受けます。

「薬を飲めば以前よりは眠れるようになってきたけれど、いつまでも飲んでいると薬がないと眠れない体になってしまいそうで、そうなりたくないから薬を飲むのをやめたい！」と。

このケースも高血圧の薬と同じことが言えます。

多くの睡眠薬は刺激的な神経の作用を抑える働きがある神経を強化しているだけで、眠れない原因にはまったく関与していないのです。ですから**眠れない原因**

がなにかを突き止めて、それを改善していかなければ、薬がないと眠れない人生と向き合うことになるのです。

病気を治すのは薬ではなく、あなた自身の「治す力」

もっとわかりやすい例で言えば、かぜ薬です。

かぜのほとんどは新型コロナウイルスのようにウイルスが原因で生じるものです。しかし医師から処方される薬も薬局で売られているジキニンやベンザのような市販薬も、**ウイルスをやっつける力をもつ成分は含まれていません。**

というより、「そんな薬はない！」というのが本当の話です。「かぜを治す薬を発明したらノーベル賞だ」という話を耳にしたことはありませんか。

このようなことを聞くと「私はかぜのときに薬を飲めばよくなる」と言いたい人もいることでしょう。

でもね、それはそのように見えるだけであって、**かぜが治ったのはあなた自身**

の「治す力」というものが発揮されたからというのが本当のことなのです。

多くの場合、薬を飲まなくてもいずれかぜは治るのです。あなたも薬を飲まなかったのに、かぜが治った経験はありませんか?

ここで、ちょっとおもしろい話をしましょう。

かぜのときによく医師が処方する薬は次のようなものです。そして、その薬を飲むことで、体内のウイルスにどのような影響があるかも説明しましょう。

- **抗生物質**　ウイルスには作用しないから**ウイルスは困らない**
- **解熱薬**　熱が下がれば熱に弱い**ウイルスは喜ぶ**
- **咳止め薬**　のどに入ってきたウイルスを出そうとする咳を止めてくれるので**ウイルスは喜ぶ**
- **鼻水止め薬**　鼻の中に入ってきたウイルスを体の外に流し出そうとする鼻水を止めてくれるので**ウイルスは喜ぶ**

いかがでしょうか。体はウイルスと戦うために熱を上げたり、咳をしたり、鼻水を流しているのに、**薬はそれを邪魔する**ことになっている！

これは治療か？　と思ってしまいます。

ではそれらの薬の働きを説明しましょう。

- **抗生物質**　ウイルスにやられると細菌による別の感染が起きやすくなる。そうすると重症化するので、**別の感染を防ぐ**
- **解熱薬**　熱が高い状態が続くと、体力が低下して**治そうとする力が弱くなるのを防ぐ**
- **咳止め薬**　咳をするとカロリーが消費されて体力が低下する。夜間に咳によってよく眠れずやはり**体力が低下するので、それを防ぐ**
- **鼻水止め薬**　息苦しくなったり、よく**眠れなくて体力が低下するのを防ぐ**

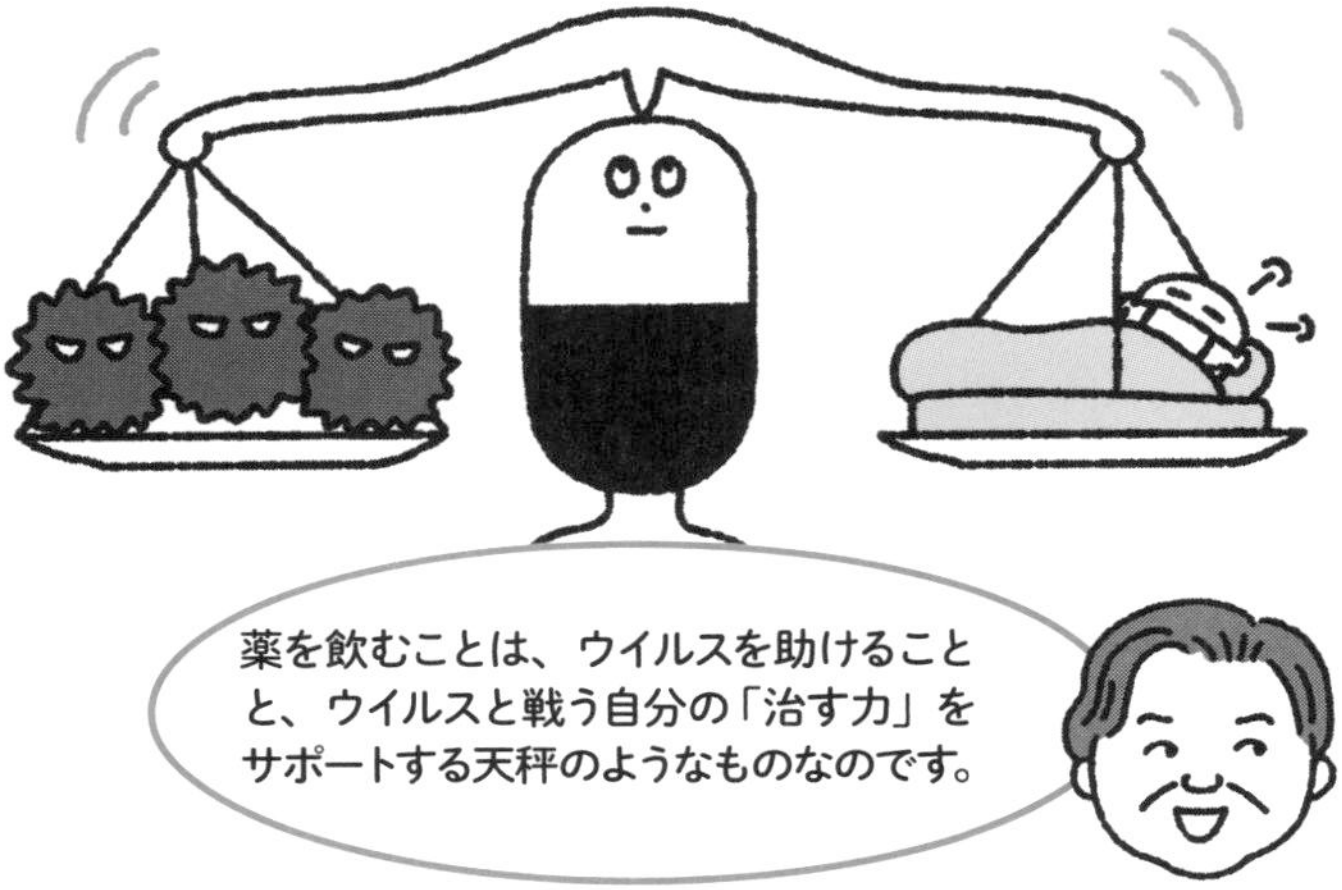
薬を飲むことは、ウイルスを助けること
と、ウイルスと戦う自分の「治す力」を
サポートする天秤のようなものなのです。

要するに**かぜで薬を飲むということは、ウイルスを助けることと、ウイルスと戦う自分自身の治す力をサポートするという天秤のようなもの**です。薬を飲むとどっちに傾くかということです。

いずれにしてもウイルスという**原因をやっつけるのは薬ではなく、自分自身の「治す」という力だけ**なのです。

ですからかぜをひいたら「うまいもの食べてよく寝ろ！」というのも、軽症の場合は理にかなっているということになるのです。

体力をつけて自分の力でウイルスをやっつけよう！　ということですね。

薬で細菌はやっつけられても細菌で傷んだ臓器は修復できない

つまり、薬自体は病気そのものと直接戦うことはしないのです。

こういうと、薬の専門家の中には「薬は『原因療法《げんいんりょうほう》』と『対症《たいしょう》療法』があり、それは『対症療法』に当てはまる話だ」と主張したくなる人もいるでしょう。

確かに細菌感染症やがんのようにその原因にアタックするものもあります。しかし、細菌をやっつけたとしても、たとえば肺炎を発症している場合、感染によって衰《おとろ》えた肺の機能を回復させる力は薬にはなく、肺炎が治ったという状態にするには、**肺を元の状態に戻すという自分自身の力が働いてこそ達成できる**のです。

うつ病に使っている薬も同じです。

うつ病に使っている薬は神経に作用して、落ち込んでいる状態のときは神経を活発にさせたり、逆にハイテンション状態のときは神経の作用を抑える働きがある薬を投与したりします。

しかし**うつ病の原因となっている部分は薬の力では改善しません**。ですからうつ病が治ったとしたら自分自身の治す力が発揮されたということになるのです。

このように例を挙げればキリがありません。

わかってほしいことは、薬には病気そのものを治す力はないということです。決して薬を飲むことが悪いことだとか、ダメなことだと言っているのではありませんよ。事実、このような考え方に基づいて、私が数種類の薬を10年近く飲んでいるのですから。

薬を使う目的を考えてみよう

原則２．薬は安全だから使うのではなく、必要だから使う

原則２は一般の方々にはあまりわかってもらっていないことのようです。

基本的には医療を受けるということは人生のいろいろな出来事の中で、どちらかというと「危ない」ことに分類されるのです。

薬を飲むことは、体からすれば多くの場合「異物を投入される」ことになるわけで、きっと体自体は「外から変なものが侵入してきた」と思っているはずです。

それを長い間続けられると体はどうにかしてその影響を受けないような対策を自《みずか》らしてくるのです。長く薬を飲んでいると効き目が悪くなるという感覚をもっている人もいることでしょう。

医療を受けるということは自らがこの危険な出来事を行うことを選択したことになるのです。

ですから、私たち医療側もこの危険な出来事を**少しでも安全に、かつ効果的に実施するために日々勉強をしていなければいけない**立場にあるのです（全医療人がそうであってほしい！）。

私が経験した中で、次のような患者さんを例に挙げて、原則2について考えてもらいたいです。

患者さんは30代半ばの女性で、気管支喘息《きかんしぜんそく》の発作が生じたために病院の救急外来に来ました。彼女は小児のころから喘息でしたが、20歳ごろからは一度も発作を起こしたことがなく、薬もまったく服用せず、すっかり喘息とはおさらばできたと思っていたそうです。そして、30歳のときに結婚し、3年ほど経って妊娠が確認され、生まれてくる子どもを楽しみにしながら生活をしていました。ところが、数日前からなにか呼吸の状態がいつもと違うことに気づき、様子を見ていたところ、これは以前よく経験した気管支喘息の発作だと気づき、来院されたのです。

患者さんははじめての妊娠経験に加え、そのようなときに発作が蘇《よみがえ》ったことで不安でいっぱいでした。

そこで医師は、薬を使ってとりあえず発作がこれ以上進行しないようにして、かつ発作を軽減したいと考えました。ところが患者さんは**お腹の子どもに影響したら困るから薬を使わない**でほしい、自分は苦しいのを我慢すると告げてきました。

薬の「必要性」と「危険性」を天秤にかけて考えることが必要

そこで、薬のことですから私の登場ということになりました。私は医師から患者さんが妊娠何週目なのかを聞きました。６カ月とのことでした。私は患者さんに次の2つのことを説明しました。

まず、お腹の中の赤ちゃんはあなたの酸素が少なくなった血液によって、きっと苦しいと言っていますよ。あなたは我慢できたとしても赤ちゃんはどうでしょうか。赤ちゃんに酸素がいっぱい詰まった血液を送ってあげませんか？　そのためには、**まずあなたの発作を止めることが大切**なんですよ。そのためには薬を使うことが必要なのです。

そして2つ目は、今あなたは妊娠6カ月目ですね。たぶん薬の副作用で胎児に奇形が起こること（催奇形性《さいきけいせい》）を心配していると思います。確かに薬を使ってそれが起きないという保証はありません。しかし、その影響があらわれるのは赤ちゃんの基本的な体の組織ができあがる3カ月までです。今はその組織を大きくしている時期ですので、**催奇形性が生じる確率は3カ月以内に比べると小さい**です。

あなたは薬の必要性と、その薬がもつ危険な部分とを天秤にかけて考えなければいけないときなのです。

患者さんは、私の話を聞いてしばらく考えていました。そして、つき添ってきた夫は妻の呼吸の苦しい状態を見て、ぜひ薬を使ってほしいと言い、患者さんも薬を使うことを受け入れてくれました。

それから病院に定期的に通院することになったその患者さんを目にするたびに、無事に元気な赤ちゃんが生まれてくるようにと祈っていました。結果は、無事３０００グラムを超える元気な男の子が誕生しました。

薬は安全だから使うのではなく、必要だから使うという意味が少しはわかっていただけたでしょうか。

薬の使用は安易な気持ちで決定するものではなく、その薬を使う必要性の大きさを十分判断し、患者さん自身もそれを理解したうえで、できる限り**安全性を確保して行わなければいけない**のです。

ですから、血圧が１６０／１００㎜Hgくらいの人が病院に来て、その日から薬を処方するということには、私は疑問をもってしまいます。薬を渡す前に、やることがあるでしょう。それを3カ月間努力してみても効果がまったくなかったら、薬を出して様子を見るというのなら、私も賛成しますが。

column

「かかりつけ薬剤師」の見つけ方

薬の見直しの強い味方となる、自分だけの「かかりつけ薬剤師」。では、「かかりつけ薬剤師」とはどんな薬剤師なのでしょう。また、どこで探せばいいのでしょう。ここで解説します。

「かかりつけ薬剤師」とは

「かかりつけ薬剤師」は薬剤師なら誰でもなれるわけではありません。以下の条件をクリアしている薬剤師だけがなれるのです。

⑴病院以外の薬局で３年以上働いたことがある
⑵その薬局に週32時間以上勤務している
⑶その薬局に１年以上勤務している
⑷かかりつけ薬剤師になるための研修を受けてその認定証をもっている
⑸医療に関係する地域活動に参加している

「かかりつけ薬剤師」を見つけるなら、
調剤薬局か、ドラックストアで！
病院の薬剤師は残念ながら対象外です。

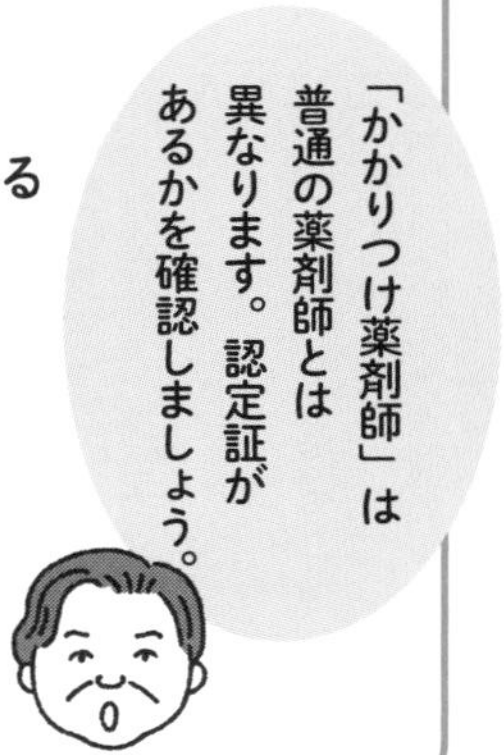
「かかりつけ薬剤師」は
普通の薬剤師とは
異なります。認定証が
あるかを確認しましょう。

第 2 章

薬は体の中に入って なにをしているか理解しよう

質問

**なぜ熱を下げるときに使う薬と、
痛いときに使う薬と、
炎症を抑える薬が同じなのでしょうか**

あなたは次のページにある３つのうち
どれを信じますか？

ぜひ、この章を読む前にお答えください。

今のあなたの考えは
Ａ～Ｃのどれにいちばん近いですか？

A

熱や痛みや炎症を起こしている原因に作用して、そのような効果をもたらしている。

B

体の中にあるなにかの物質がその３つに共通して関係していて、その物質の働きを弱めている。

C

その薬を使うと病気に打ち勝つエネルギーが大きくなる作用があるから症状がなくなっていく。

この章を読んだ後、もう一度お答えください。
読む前と後では考え方は変わりましたか？

「この薬、本当に必要？」というギモン

使い続ける必要がない薬を洗い出してみよう

現在、１枚の処方せんに書かれている薬の種類はいったいどのくらいなのでしょうか。１種類の人もいれば、10種類以上の人もいることでしょう。では、その平均は？　というと、１枚の処方せんに書かれている薬は３種類くらいとなっています。

私は単純に薬が多いことがいけないことだという考え方はしていません。しかし、**あまり意味がない薬を使い続けることには大いに疑問**を感じています。

本当にその薬を投与した目的があらわれているという確証もなく、なんとなく続けているという状態ならば見直すべきでは？　と言っているのです。

薬はなんらかのはっきりした目的をもって使い続けなくてはいけないのです。

その方向性をもって薬の効果があらわれていることを確かめながら薬を使っていくことが絶対必要なことで、なんとなく使い続けることはすすめません。

では、基本に戻って、薬はなにを目的に投与されているのでしょうか。

薬はいったい、体の中に入ってなにをしているのでしょうか。

いくつか例を挙げて話しますので、皆さんもイメージしてみてください。

解熱鎮痛薬《げねつちんつうやく》の場合

痛みは体の中でなにかアクシデントが起きていることを私たちに知らせる信号だといわれています。

頭が痛い、お腹が痛い、関節が痛い、歯が痛い、肩が痛いなどなど、人生に痛みはつきものです。

そういうとき、**よく使うのがロキソプロフェン（ロキソニン）に代表される鎮**

痛薬ですね。この薬は痛み止めとしてだけではなく、発熱、炎症を抑えるためにも使います。そう聞くと、痛みと熱と炎症ってなにか関係があるのかと考えてしまいます。

その**キーワードがプロスタグランジンという体の中にある物質**なのです。

実はこの物質が痛み、発熱、炎症を悪化させるように働く性質をもっているのです。ロキソプロフェンなどの薬はこのプロスタグランジンが体の中でつくられるのを抑える作用をもっているだけで、痛みや熱や炎症を生じさせている原因と戦っているわけではないのです。

痛みに関してもう少し詳しく、わかりやすく説明します。

痛みを生じさせている主な物質は前述したプロスタグランジンではなく、ブラジキニンと呼ばれている物質です。ほかにもセロトニンやヒスタミンという物質も痛みをつくり出す物質ですが、メインはブラジキニンです。

これらは発痛物質《はっつうぶっしつ》と呼ばれ、体の中のどこかの部分に損傷が生じるとつくられ

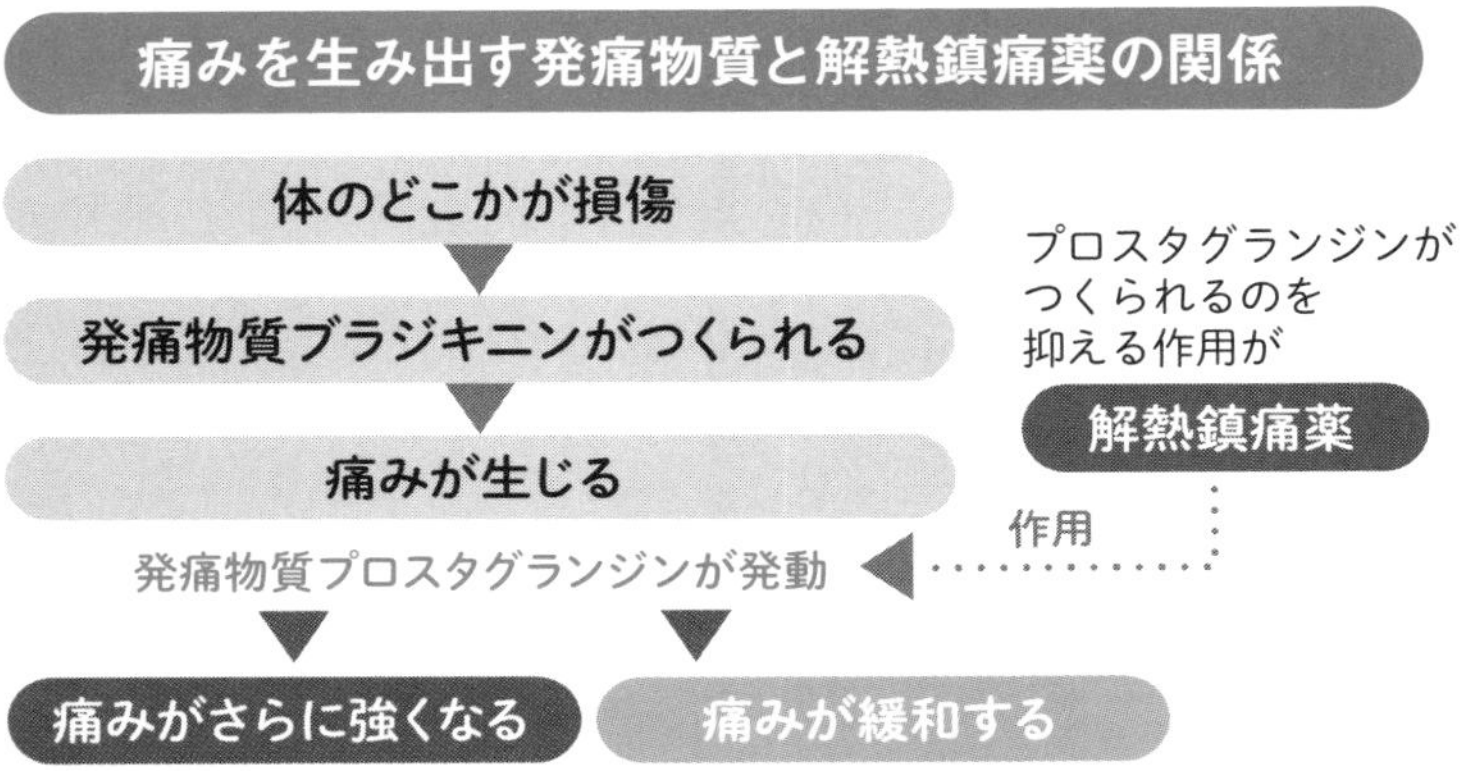
痛みを生み出す発痛物質と解熱鎮痛薬の関係
体のどこかが損傷
発痛物質ブラジキニンがつくられる
痛みが生じる
発痛物質プロスタグランジンが発動
痛みがさらに強くなる
痛みが緩和する
プロスタグランジンがつくられるのを抑える作用が
解熱鎮痛薬
作用

発痛物質ブラジキニンの作用を強める発痛物質プロスタグランジンの作用を解熱鎮痛薬によって抑えることで痛みを軽減させる。痛みが緩和することで自分の「治す力」が発揮され快方へ。

るのです。たとえば、歯を抜いたときにもブラジキニンはたくさんつくられます。

では、この発痛物質ブラジキニンとプロスタグランジンとの関係はどうなっているのでしょうか。

なんと**プロスタグランジンは、ブラジキニンがつくり出した痛みを増強させる**作用をもっているのです。

ですからブラジキニンがつくられてもプロスタグランジンを抑えれば痛みの強さは小さくなるとい

う仕組みです。

つまり、解熱鎮痛薬は痛みの部分を治しているわけではないのです。薬を飲んでいるうちに自分のもっている**治す力が発揮されるのを待つしかない**のです。それまでの間のつらさを軽くしてくれているだけなのです。

血液をサラサラにする薬の場合

この本を読まれている方の中に、いわゆる血液をサラサラにする薬を飲んでいる方もいるでしょう。実は私もバイアスピリンという薬を飲んでいます。

しかし、「変だなぁ」と思いませんか？　アスピリンといえば熱があるときにも使う薬なのに、なぜそれが血液をサラサラにするのか、ほかの解熱鎮痛薬でも同じことが起きるのではないだろうか？　などなど気になりませんか。

ではその謎を解きましょう。

前述したように、解熱鎮痛薬はプロスタグランジンという物質の働きを抑えることで効果が発揮されます。

「血液がドロドロ」の意味は、血液の小さな塊（血栓）ができやすくなって血管が詰まるリスクをあらわしているのです。その**血栓をつくることにトロンボキサンA_2という物質が大いに関係**しているのですが、このトロンボキサンA_2は、実はプロスタグランジンからつくられているのです。ですからプロスタグランジンがつくられないようにすれば、トロンボキサンA_2がつくられる量も少なくなって血栓ができにくくなるということになるのです。

ここに「アスピリンジレンマ」という問題があります。アスピリンでプロスタグランジンを抑制しすぎると、逆に血栓をつくらせないように働くプロスタサイクリンという物質を少なくさせてしまいます（次ページ図参照）。つまり**大量にアスピリンを使ってしまうと、逆に血栓ができやすくなる**要因が大きくなってしまうのです。

血液をサラサラにしておくには解熱薬として使う量の1/4〜1/3くらいの量を使

アスピリンジレンマとは

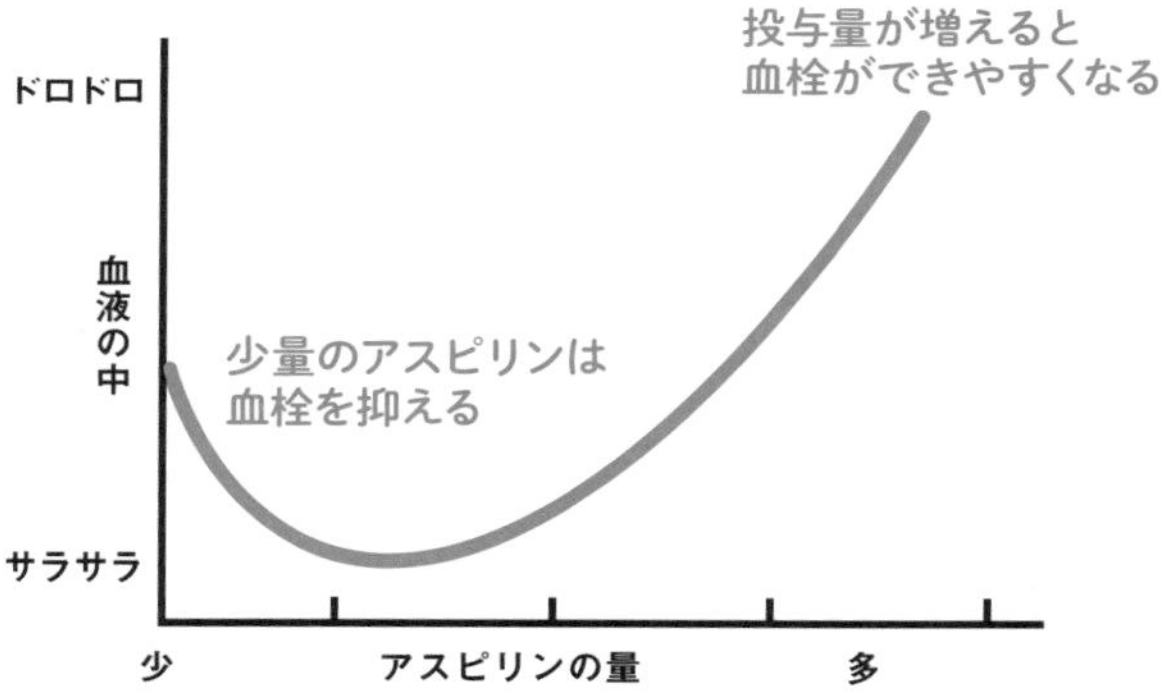
投与量が増えると
血栓ができやすくなる
ドロドロ
血液の中
少量のアスピリンは
血栓を抑える
サラサラ
少
アスピリンの量
多

血液をサラサラにするには、解熱剤として使用する量の1/3 以下で十分。投与量によって作用が異なるアスピリンの投与量には、専門家の配慮が不可欠。

うのが一般的です。裏返せば、この量では熱を下げる効果はあらわれません。

こうしたことからプロスタグランジンに関与せずにトロンボキサンA_2の量を減らす薬が開発され、最近ではチクロピジン、クロピドグレル、オザグレル、サルポグレラートが用いられています。

このように、**同じ薬でも投与量によって発揮される作用が違うというケースもある**のです。

アレルギーの薬の場合

多くの人を悩ませているのが花粉症です。

とくに季節と関連性の高い花粉症のケースでは、そのシーズンの2カ月間はゆううつな生活を強いられますよね。

このように季節に関連するタイプの花粉症はその期間中だけ薬を使えばいいのですが、季節と関連していないアレルギーのタイプ、たとえばハウスダストが原因で生じるアレルギーのケースでは花粉症の人と同じような症状が1年中続くので、いつも薬を飲んでいないといけなくなります。

ではこのようなケースで用いられる薬は体の中でどのようにして効果を発揮しているのでしょうか。

花粉症やハウスダストが原因のアレルギー性疾患は、外から侵入してくるいろいろな物質のうち、**あるいくつかの物質に対してそれを「侵入させたくない」と**

いう体の反応の結果生じる症状（鼻水、くしゃみ、涙、かゆみなど）があなたを悩ますわけです。

逆に、「別にそんなものが体の中に入ってきてもいいよ」と体が反応すれば、これらの症状はあらわれないということになります。

こういったアレルギー性疾患で使われる薬には主に次の３つのものがあります。

まず軽症のケースでは、体の反応が生じると体のある細胞から**ヒスタミンという物質が放出**されます。これが先ほどのさまざまな症状をつくるので、このヒスタミンが放出されないような薬（フェキソフェナジンなど）を用います。

「侵入を阻止したい」という体の反応とは免疫反応なのですが、ヒスタミンが放出されないような薬を使ってもアレルギー反応を抑えられない場合は、この免疫反応を全般的に起きにくくするような薬（ステロイドなど）を使います。

さらにもっと強力にこのアレルギー反応を抑えようとするときは、この免疫反応の中で活躍する特定の物質の働きを抑えて免疫反応の流れをストップさせるような薬（バリシチニブなど）を用います。

このように病気の治療に用いられる薬は、その**重症度によって使われる薬の作用が違ってくる**ということが多いのです。ですから、効果が出たからずっと同じ薬を使い続けるということが不適切だというケースもあるのです。

生体が本来もっているメカニズムに影響を与えて、体の反応を変化させて効果を発揮するというタイプの薬では、より注意が必要です。

心不全の薬

心臓の機能が低下すると息苦しい、脈が速くなる、むくむ、咳が出る、食欲が低下するなど、いろいろな症状が見られるようになります。

加齢ということも関係して心臓の働きが低下してくることもあるでしょうが、心筋梗塞などの病気が原因で心臓の機能が低下するということも多く見られます。

このように**心臓の機能が低下した状態を心不全と呼ぶ**のですが、どのような働きをする薬が用いられるのでしょうか。

以前はジゴキシンという生薬由来の薬がよく使われていました。これは、心臓の収縮力を強制的に強めることができる薬で、効果は強い薬でした。使い方が難しいことに加えて、「無理やり心臓を動かすことは果たしてよいことなのだろうか？」という考えが出てきました。心臓の機能が低下したのは、**心臓を酷使して心臓が疲れたことが大きな要因ではないか**と考えられるようになったのです。

考え方の変化によって、現在は、**心臓の負担を軽くして心臓の機能を回復させようとする治療法が主流**になっています。そのために、血管を広げる薬や心臓の脈拍を上げない作用をもつ薬がよく使われています。

そして、これは心臓だけではなく、糖尿病に関係しているすい臓や腎臓の病気の人などにも同様に**臓器の負担を軽くすることができる薬が用いられるようになってきました。**

このケースのように、人間のもつ**治す力を発揮しやすくする薬の使い方もあるのです。**

まだまだほかにも薬は体の中に入っていろいろなことをするパターンがあります。いずれにしてもそのメカニズムをよく理解して使っていればよいのですが、ただずっと使い続けるということはやめたほうがよいという話になるのです。

第3章

歳をとることで薬との関係は変化していく

質問

高齢者になると薬の恩恵を得るために、いちばん考慮しないといけないことはなんでしょうか

あなたは次のページのどの意見に
最も賛同しますか？

ぜひ、この章を読む前にお答えください。

今のあなたの考えは
A～Cのどれにいちばん近いですか？

A

高齢者になると薬に対する反応が鈍くなるから、**若いときより多い量の薬**を使わないと効果が得られにくくなる。

B

高齢者になると薬が体の中にとどまっている時間が長くなるから、結果的に作用が強くなるので**少なめの量**のほうがよい。

C

高齢者になると食べる量が少なくなるので、**食後服用の指示がある薬は使わない**ほうがよい。

この章を読んだ後、もう一度お答えください。
読む前と後では考え方は変わりましたか？

老化と薬の関係を考えよう

歳をとったのに若いときと同じように薬を使うのは危険

私も70歳になりました。体も若いときのようにスムーズに動かなくなり、毎朝1時間くらい体操をしないと以前のようにハツラツ（？）と生活するのが難しくなってきました。いわゆる**老化と向き合いながら生きるフェーズ**に入ったということです。

身体的な衰えとは逆に、精神的かつ頭脳的には日々成長しているので、頭の中で考えることと実際にそれを体を使って行うことのギャップを感じています。

この老化という現象は薬との関係にも大きくかかわっています。若いときに薬を服用することと同じように考えてはいけないのです。

薬の使い方の説明に「成人には1回1錠、1日2回服用」といったように書かれています。**子どもと大人では同じ使い方をしてはいけない**といった感覚は多くの人がなんとなくおもちでしょう。

しかし、成人とはいえ、30代の人と70代の人が同じ使い方でいいのでしょうか、と問われたらどうでしょうか。

そういえば、若いときにはお酒を飲んでもそう簡単には酔わなかったけれど、最近は歳のせいかめっきりお酒に弱くなったなんて感じている人もいるのではないでしょうか。歳をとると少しのお酒の量で酔ってしまうようになったと実感するのでしょう。

では歳を重ねていくと人と薬との関係はどのように変わっていくのかをお話ししましょう。

胃や腸から吸収される薬の量は変わってくるだろうか

口から服用した錠剤や粉薬などは基本的には胃や腸で吸収されて体の中に入っていきます。しかし、同じ100㎎の薬剤を口から投与しても同じ量の薬が吸収されるわけではなく、**吸収される量は人によって違ってくる**のです。

なぜかというと、口から服用した薬は胃や腸の粘膜を通して体の中に入っていくのですが、この**粘膜の機能が人によって違う**からです。また、**胃液の分泌量も薬の吸収に影響を及ぼします**。これも人によってたくさん出る人もいれば、少ししか出ない人もいるので、薬が吸収される量が影響を受けるのです。ほかにも、薬によってはすい臓から分泌されるリパーゼの量によって影響されるものもあります。

しかし、私が最も重要視していることは、胃から小腸へ薬が移動していく速度なのです。これは簡単にいうと消化管の運動機能ということになります。

なぜこれに注目しているかというと、薬は胃から吸収されるよりも小腸から吸収される割合が大きいからなのです。**薬の移動速度が速ければ小腸から一気に吸収されることになり、薬の最高血中濃度は高く**なりますし、逆に**ゆっくり移動すれば最高血中濃度は低くなる**というわけです。

薬の中にはこの最高血中濃度の高さが効果の強さと関連するものもあるので、そのようなケースでは小腸までの移動速度の影響が大きくなります。

では年齢を重ね、いわゆる高齢者になるとどのような変化が起きるのでしょうか。それは、次のような変化が胃や腸で生じてきます。

胃酸分泌の低下　↓　胃のpH値が上昇する

消化管の機能低下　↓　胃から腸への移動速度が低下する

ただ、薬によってはこのような変化の影響を受けるものもあるとは思いますが、あえていわせてもらうなら、高齢になったから薬の吸収が大きく変わると考えなくてもいいと思っています。

体形の変化は影響があるのだろうか

胃や腸から吸収された薬は体の中にある臓器や組織に運ばれて、そこで作用を発揮するものが多いです。しかし**加齢に伴って体の組織の内容が変わってき**て、若い人に比べると薬が体内に分布していく様子には変化が見られ、このことが薬の作用に影響を及ぼすこともあります。

では加齢によってどのような変化が体の組織に生じているのでしょうか。

主に次の４つのことが生じます。

① 脂肪の割合が２倍くらいに増加する
② 体内の水分量が減少する
③ 組織の血流量が減少する

④心臓の機能が低下する

このような変化は薬の作用の強さや副作用の発現に関係してくることがあります。薬には水に溶けやすい薬と脂肪に溶けやすい薬とがあり、後者の薬の場合、①の脂肪増加の影響を受けて脂肪組織に薬が多く存在することになります。ですからそのような薬を長い期間服用しているケースでは、薬の作用が長くなったり、副作用が出やすくなったりすることにつながるのです。

また、水に溶けやすい薬の場合、②の水分量の減少の影響を受けて血中濃度が高くなり作用が強くあらわれることにつながります。

そして③や④の場合は薬を体内組織まで運ぶまでの時間が長くなり、作用が発現するまでの時間が遅くなることにつながります。

このことには、**別のもう1つのファクターも薬の作用に影響を及ぼします**。それは血液中のアルブミンというタンパク質で、加齢とともに減少してくることと関

アルブミンは薬と結合する

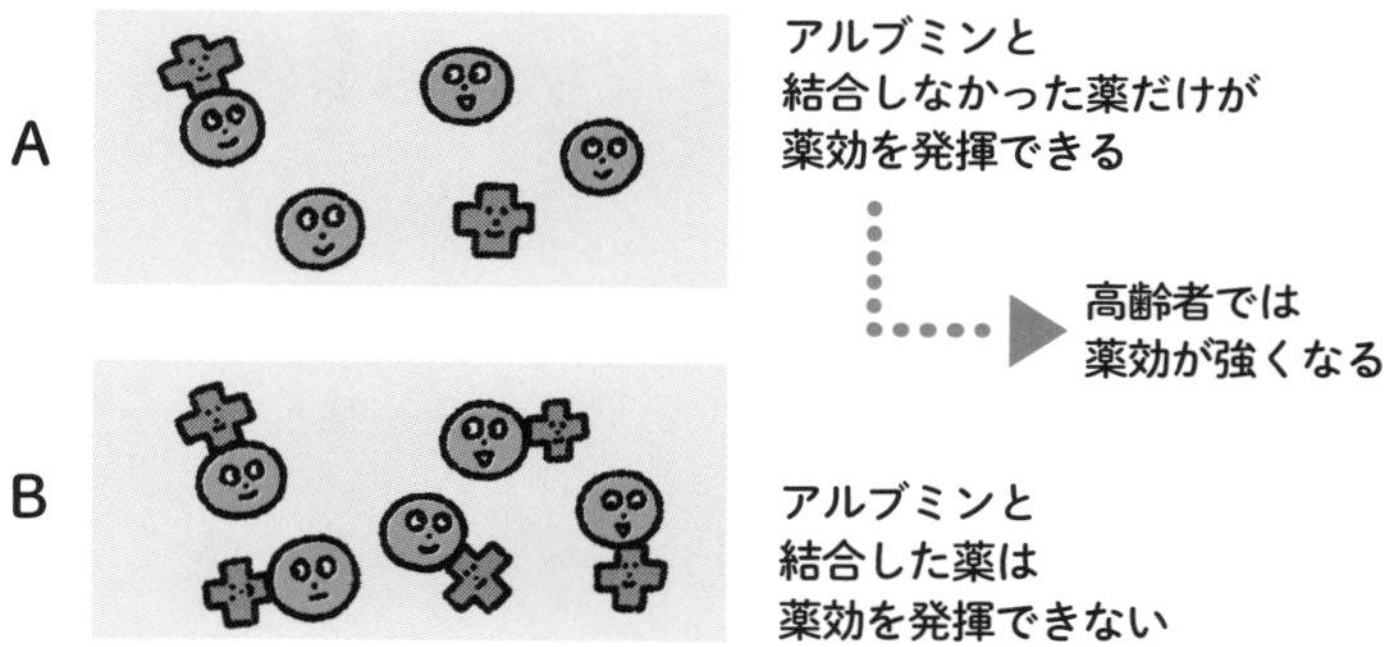
A
B
アルブミンと
結合しなかった薬だけが
薬効を発揮できる
高齢者では
薬効が強くなる
アルブミンと
結合した薬は
薬効を発揮できない

加齢によってアルブミンというタンパク質が減少するとアルブミンと結合していない薬が多くなり、薬効が強くなってしまう（Aの状態）。

連してきます。

アルブミンは薬と結合します。結合した薬は組織に移行せず、効果が発揮できません。

加齢とともにアルブミンの量は減ってくるので上図Aの結合していない状態の薬が増えることになり、作用が強く出ることにつながります。

とくに酸性の薬のときにこの影響が見られます。薬によって、アルブミンと結合する割合が多いものほど、この影響は大きくなります。

肝臓や腎臓の機能の低下があるのだろうか

加齢とともにいろいろな体の臓器が衰えてくることは言うまでもなく、**薬との関係で重要となってくる臓器が肝臓と腎臓**です。

肝臓という臓器はいろいろな機能を発揮して私たちの体を維持するために頑張っている臓器です。その働きの1つに「解毒作用」と呼ばれているものがあります。

これを簡単に説明すると、体の外から入ってきた物質を水に溶けやすい形に変えて早く体外に出しやすくするというものです。したがって、薬もその対象になるわけで、薬が肝臓を通過するときにこの作業をするのです。

次ページの図を見てください。

このケースでは3個の薬のうち1個が肝臓を通過するときに形を変えられてしまい、薬効が発揮できなくなっています。そのため形を変えられなかった2個が

高齢者は薬の量を減らしたほうがいい理由

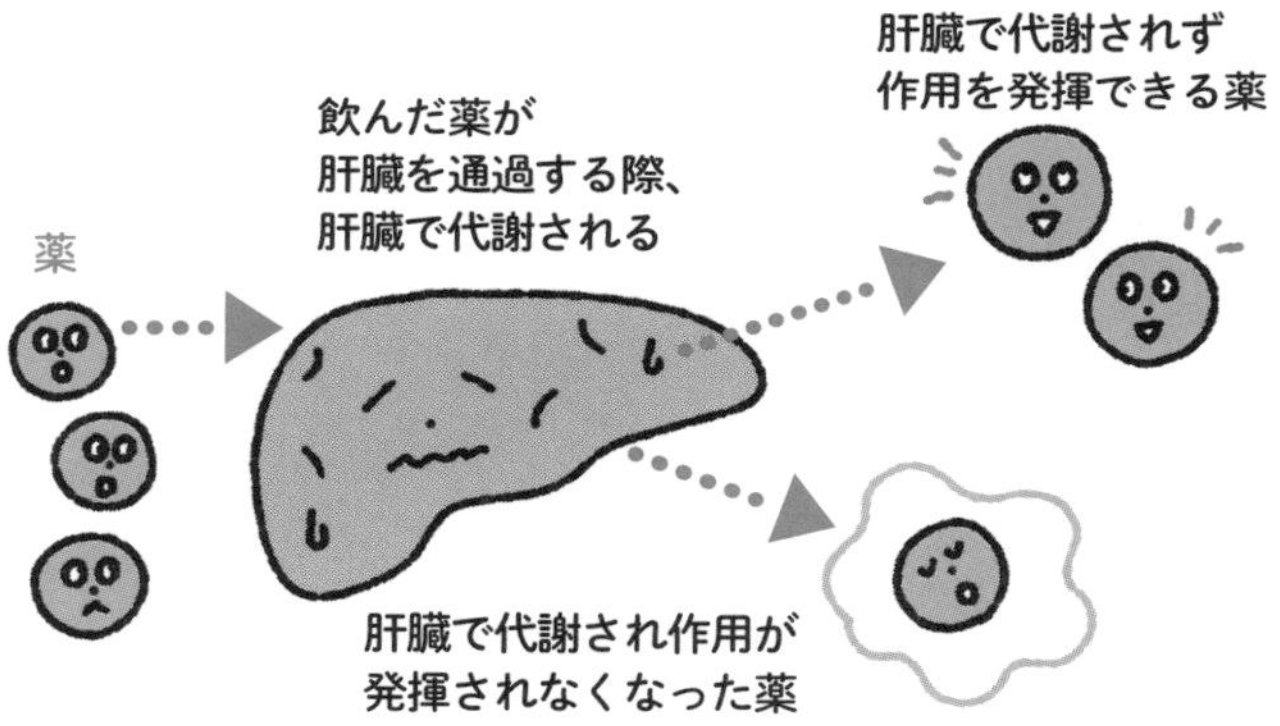
肝臓で代謝されず
作用を発揮できる薬
飲んだ薬が
肝臓を通過する際、
肝臓で代謝される
薬
肝臓で代謝され作用が
発揮されなくなった薬

加齢によって肝臓の働きが低下すると、肝臓で代謝されない薬の割合が増え、薬の作用が強くあらわれるようになる。

体の中で薬の力を発揮しようとしています。

この**肝臓の働きで薬が影響を受けることを「代謝される」という**表現でいいあらわされています。

つまり、肝臓の機能が低下すると代謝されない薬の割合が増えて薬の作用が強くあらわれるようになるということになります。

高齢者は薬の量を減らしたほうがいいと言われる理由の1つがこのことなのです。

研究者たちもこの代謝のことを

肝臓の代謝機能を考慮して薬は使い分けられる

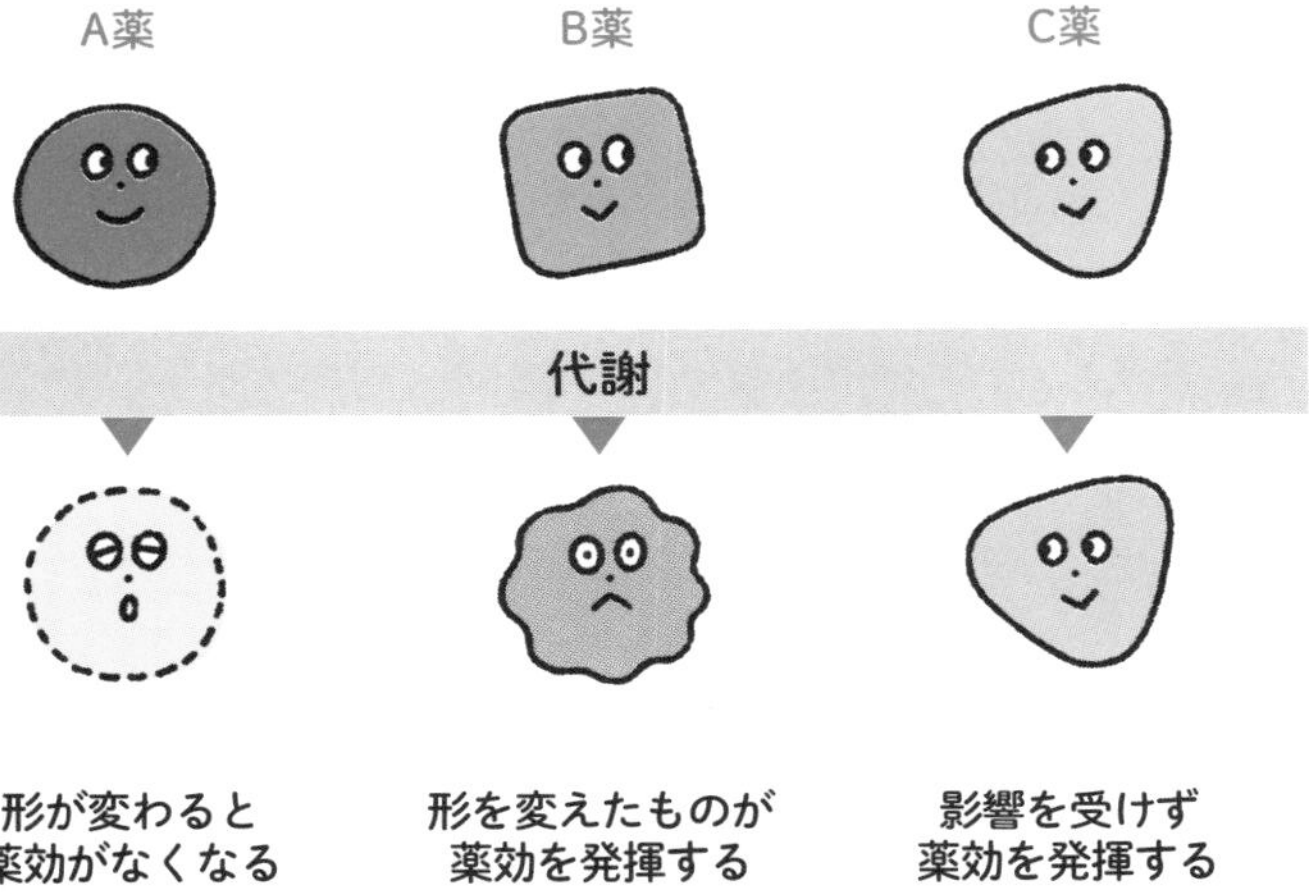
A薬
B薬
C薬
代謝
形が変わると
薬効がなくなる
形を変えたものが
薬効を発揮する
影響を受けず
薬効を発揮する

頭に入れて薬をつくっていて、上の図のように薬を3つに分けて考えています。

肝臓の機能が低下した高齢者は代謝の働きも弱くなるので、Aのタイプの薬の作用は若いときよりは強くなり、Bのタイプの薬は作用は弱くなります。

ですから、あなたが服用している薬がどのタイプなのかによって発揮される効果は違ってくるのです。

次に腎臓の影響はどう考えれば

よいでしょうか。

腎臓という臓器は体の中を回ってきたあらゆる物質をチェックして、このまま体外に捨てるか、もしくはここで拾ってもう一度体内に戻すか、という仕事をしている臓器です。

どうも薬は体外に出したほうがよいグループに分類されているようです。**薬の多くは腎臓から排泄される**のですが、一部の薬は胆汁中や唾液中からも排泄されることもあります。

加齢とともに腎臓の排泄機能は低下していきます。ですからこの**機能の低下により排泄されない薬が体内に残されるようになる**ので、量を多く服用したときと同じことが生じ、副作用も出やすくなります。とくに前ページの図にある肝臓で代謝の影響を受けないCのタイプの薬はこの影響が大きいです。

このように歳をとることで薬との関係は変化していくので、投与の方法を考えないといけなくなります。

とはいえ、**加齢と薬の作用は複雑な関係が生じている**ことさえわかってくださればよいので、あまりこの点について詳しく理解する必要はありません。

もっと詳しく知りたい人は薬についての勉強をよくしているように見える薬剤師に話を聞いてみるとよいでしょう。

たとえば、薬剤師が、どの患者さんにも同じようなことを言っているように感じられたら、その薬剤師はあまり勉強しているとは思えません。こちらからなにか質問をしてみるといいでしょう。そして、その答えを聞いてすっきりした感じがしたら、その薬剤師は勉強している人なのでしょうね。

第４章
薬の見直しを上手に行うために守るべき10カ条

質問

自分に合った薬を選ぶためには、なにを参考にするとよいでしょうか

あなたは次のページの３つのうちどの意見に賛同しますか？

ぜひ、この章を読む前にお答えください。

今のあなたの考えは
A～Cのどれにいちばん近いですか？

A

同じ病気の治療をしている人の意見や経験談を自分にも取り入れていくことがよい。

B

同じ病気の治療をしていても、薬とその人の相性はいろいろあるから、参考程度に聞いていたほうがよい。

C

医師の言うことは絶対だから、他人の話など無視していい。

この章を読んだ後、もう一度お答えください。
読む前と後では考え方は変わりましたか？

薬の見直しを始める前に抑えておこう！

薬の見直しはかかりつけ医師、かかりつけ薬剤師といっしょに

さあ、そろそろこの本のコアな部分の話を始めましょう。

もう一度強調しますが、私は「薬の数が多いこと＝悪いこと」というような単純な考え方はしていません。

第１章で薬を使ううえでの２つの大原則について書きましたが、**「薬は必要だから使う」**のであって、必要性の高い薬は使うべきだし、逆にあまり必要性がないと判断される薬はできるだけ減らすべきであると考えているのです。

しかしここで問題となってくるのは、**同じ病気に使っている薬であっても人によって効果は違う**という点です。

ここの判断はそう単純なことではありません。ですから、薬の専門家として私が言えることは、患者さん自身がこの本を参考にしながら**医師や薬剤師とよく話し合って、どうやって薬を減らしていくかを決めていくべき**、ということです。

当然のことですが、患者さんが自分だけの判断で薬を減らしてしまうのは、素人が相場に手を出すぐらいやらないほうがいいことということはお忘れなく。

そこで、ここでは**薬の見直し作業に自ら参加する**ために自分でやらなければいけないことを10カ条にしてお話しします。

すなわち、**「薬の見直しを上手に行うために守るべき10カ条」**ということです。言い換えれば、薬を減らしたいと思ったら絶対にこれだけは頭に入れてほしい大切な10カ条ということです。

薬の見直しをするにあたって、自分にとってそれをプラスにさせるためにはいくつかきちんと理解しておかないといけない基本的な考え方があります。

それをこれからひとつずつお話ししていきましょう。

第1条　ほかの人の経験話を単純に自分に当てはめるのはよそう！

私がかつて大学病院で仕事をしていたとき、約５００人の患者さんと「薬について どのように思っているか」というテーマで一人ひとりと30分ほどかけてお話をしたことがありました。

いろいろな思いがあるんだなぁと感じながらも、私としては「なぜそのような思いをもつようになったのだろうか」という点に関心を抱きながらお話を聞いていました。

その中で私が注目をした点は、そのいろいろな思いは自分の経験から生まれたケースと、自分ではなく**他人の体験を聞いてそのように思うようになった**ケースがあるということでした。

当然、私としては実際にその人が体験したケースにおいてはより詳しく話を聞いて、どうしてその人にそのようなことが起きたかを専門的な立場からわかる範囲で話をしました。もしそれがよくない体験だったならば、どういうことに注意しながらこれから薬とつき合っていくことがよいかをアドバイスしました。

そして、他人の経験話を聞いて不安になったというケースでは、そのことをどのように捉えてどうすればその不安が解消していくかを話しました。

たとえば、こんな話がありました。

その人はおよそ**10年間と長く不眠に悩まされていました**。しかし、そのことがメインで通院されていたのではなく、高血圧症の治療のために通院していました。年齢は60代のやや肥満気味の元気な女性でした。いわゆる子育ても終わり、今は孫と会うのが楽しみという主婦の方で、処方されている睡眠薬が何回も変更になっており、**「自分に合う薬を見つけたい」**という思いのようでした。

不眠とひと言で言っても、「寝つけないタイプ」「途中で目が覚めてしまうタイプ」「朝早くに目が覚めてしまうタイプ」など、いろいろなタイプがあり、それによって選択される薬が違ってきます。

薬にはそれぞれその効果がいちばん強くあらわれる時間があり、また、その効果がどのくらい長く続くかという2つの性質を考えて、**その人に合ったタイプの薬を選ぶという方法が一般的**なのです。

その人の話を聞いていると、医師は患者さんの訴えを聞き、その人により合うものに変更しながら薬を処方していたということが理解できました。しかし残念なことに患者さんは「自分に合う薬がなかなか見つからない」といい、私になにかよい薬はないかと聞いてきたのです。そのとき私はその人に聞いてみました。

「なぜ、あなたは眠れないのでしょうね」と。

すなわちそれは、**眠れない原因ということを考えたことがあるのか**という意味合いの質問です。たとえば、眠れなくなったと最初に感じたころになにかなかったか？　最近でもその要因はあなたの周りに存在しているか？　そういう問いかけに対して、「不眠ということの原因を考えてみたことはなく、ただ『眠れない！』こと自体が今の自分の不安を大きくしている要因となっている」ということに気

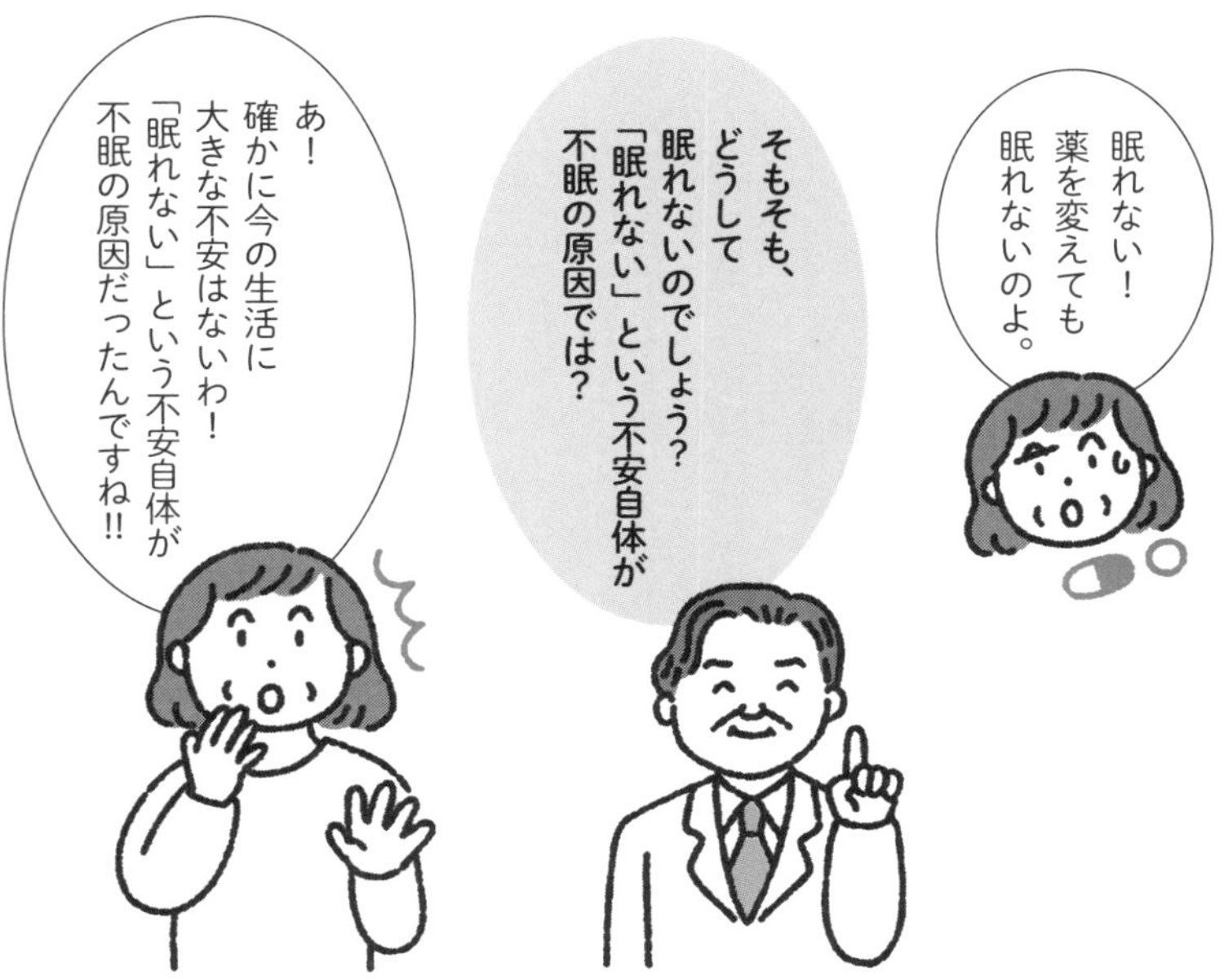
眠れない！
薬を変えても
眠れないのよ。
そもそも、
どうして
眠れないのでしょう？
「眠れない」という不安自体が
不眠の原因では？
あ！
確かに今の生活に
大きな不安はないわ！
「眠れない」という不安自体が
不眠の原因だったんですね!!

づき始めたのです。

以前は子どものことや孫のことで心配をしていたし、その後、自分の夫が退職したことも不安に思っていたけれど、今はそのような心配もあまりなく、ただ**眠れない自分に不安を感じているだけ**だということに気づいたのです。

そしてさらに、その人は「睡眠薬なんか飲まないほうがよいという話は本当なのか？」と聞いてきました。

眠ることで自分の不安や体調は

改善するので、つい薬に頼ってしまう自分。でも、それはよくないと友人から言われたというのです。

その友人の親が長く睡眠薬を服用し続けた結果、認知症になったという怖い話を聞かされ、**睡眠薬を毎日飲んでいる自分の未来に対して不安が増強**してしまっているということでした。確かに私も、その友人と同じような指摘をしているマスコミの報道などをよく見ます。

たとえそれがある事実に基づいて言っていることだとしても、そうなる人もいれば、そうならない人もいて、むしろそうならない人のほうが多いという事実には目を向けさせないような報道の仕方も目立ちます。

それは**「中立性と客観性に欠けた内容」**と私の眼には映ります。

いわゆる煽《あお》り的な報道と言えるのです。確かにそういうケースもあるでしょう。ですから嘘ではありませんが、しかし万人に当てはまることなのでしょうか？ と専門的な立場から言いたいところです。

他人の意見を参考にすることは人生にとって大切な一面だと思います。しかし、その人と同じことをしてまったく同じ結果になるとは限りません。ですから、他人のエピソードを鵜呑《うの》みにして単純に自分に当てはめるというような視点で薬の見直しを考えることはやめたほうがよいと思います。

大切なことは、その**不安をぶつけることのできる専門家と仲よく**なって、それが自分に当てはまるかどうかを相談することだと思います。それが、かかりつけ医師、かかりつけ薬剤師をもつことを推している理由の1つなのです。

自動車を運転していて事故にあった人が身近にいるから「車の運転は怖いのでやめる」ではなく、その人はなぜ事故にあってしまったのかを分析、考察して「どうしたら安全に運転ができるか」を**適切にアドバイスしてもらったほうが人生にとってプラス**ではないでしょうか。

第2条　もらった薬を指示通りに服用しなかったら、医師や薬剤師に伝えたほうがよい

私は患者さんに**「服用方法は指示通りに守らなければいけないのか？」**という質問を受けたときに、よく次のように言います。「あなたのためにあなたが買ったものなのだから、基本的には自分によいと思う飲み方をしてもいいのですよ」と。

すると、「実はこの薬、1日2回となっていますが、1日1回しか飲んでいないんです。それでいいですかね？」と聞いてくる人も少なくありません。

『1日○回、1回○錠』というのは一人ひとりのことを考えて設定しているのではなく、薬のトリセツ（取り扱い説明書）である添付文書という公文書に書かれている服用方法を当てはめているケースがほとんどです。

だって考えてみてください。

私が熱を出して処方される解熱薬も、私の妻が同様の症状のときに処方される解熱薬も、大人だからということで服用方法も服用する量も同じなのです。しかし、私と妻は体重が2倍も違うのです。「こんなに**体の大きさが違うのに同じ量でいいの？**」と思いませんか。

薬もいろいろな効き方をするものがありますが、一般的にはある一定以上の薬の濃度が体の中にないと効き目が発揮されないものが多いのです。ですから、体重が2倍も違うのに同じ量で効き目が出るのか？　と単純に疑問に思ってしまいますよね。実は、添付文書には次のようなことも書かれているのです。それは**「年齢や症状などによって投与方法や投与量を調節できる」**という内容です。

実際に、同じ量の薬を服用しても、薬の血中濃度は人によって違ってくるのです（次ページ参照）。

ですから、一人ひとり、**その人にふさわしい投与方法、投与量**というものを薬を使いながら決めていく必要があるのです。

同じ量を服用しても人によって違う血中濃度

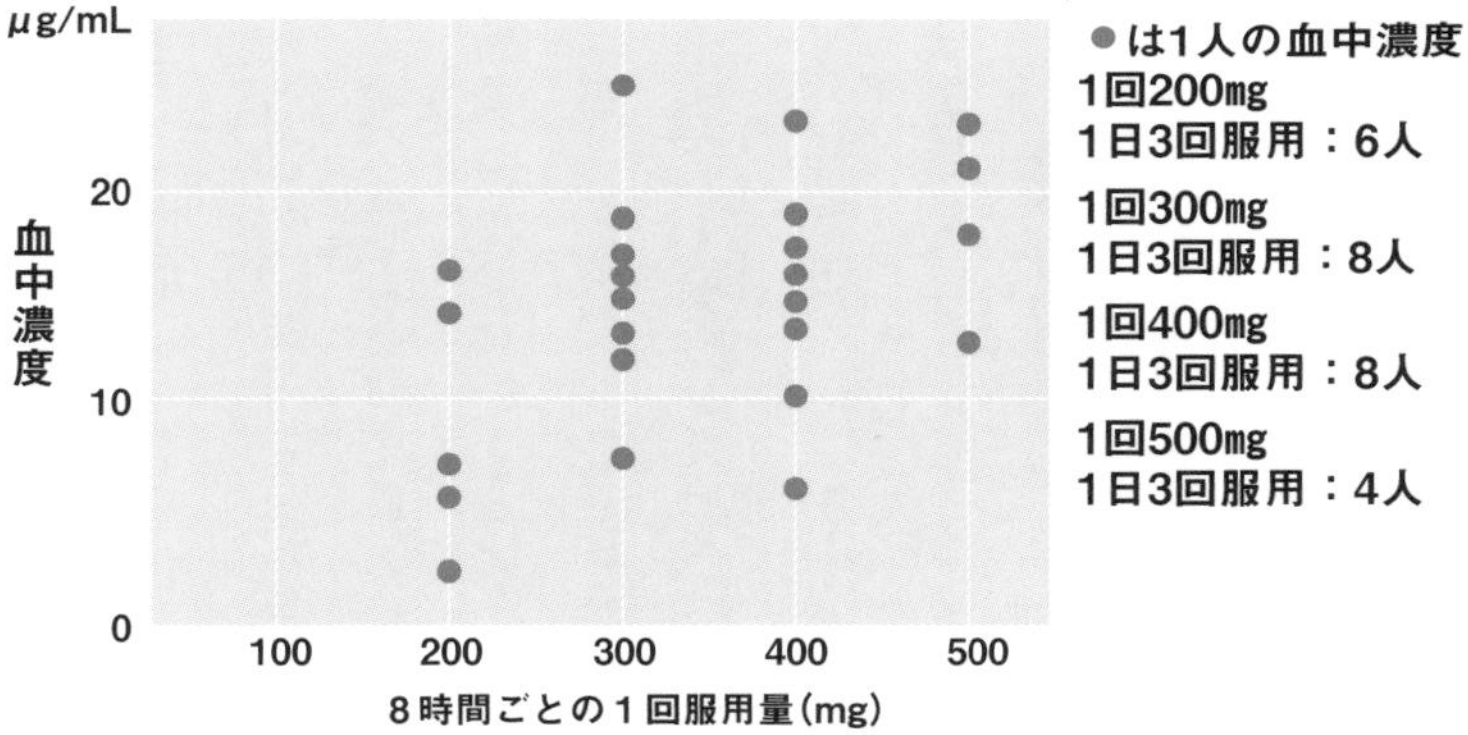

喘息治療中にアミノフィリンを服用している26人の患者の血中濃度。同じ量を服用しても血中濃度は異なる。

それを決めていくプロセスにおいて、まずは一応添付文書に書いてある一般的な使い方を患者さんに指示して、その飲み方で**どのような結果になるかを見極めながら、徐々にその人に合った薬の飲み方を決めていく**のです。

では、もし1日2回となっている薬を実際は1日1回しか飲んでいなかったら、どのようなことになるのかをここで考えてみましょう。

1日2回飲む薬を1回しか飲ん

でいないのに、あなたは「薬をちゃんと飲んでいる」と医師に言ったとしましょう。すると、医師はそれを信じてあなたの状態を見て、今までと同じ処方でよいか、変更するほうがよいかを考えます。

たとえば、処方されているのが血圧の薬だとしましょう。自宅で測定している血圧の数値がだいたい145／88㎜Hgだと仮定します。ここ3カ月間このような数値なので、もう少し血圧を下げたほうがいいと医師は考え、もう1つ別の血圧の薬を加える判断をします。もし1日1回しか服用していないと医師が知っていたら、別の薬を加えるよりは1日2回ちゃんと服用してもらい様子を見ようと判断したはずです。

このように医師に本当は**どのような服用の仕方をしているのかを告げないと、結果的には余計な薬が処方されてしまう**ことになります。

逆に、1日2回の薬を1日1回服用していて血圧の数値などよい結果が出ていれば、これからは正式に1日1回服用でよいということになり、処方される薬は減ることになるのです。

ですから、勇気をもって「自分はこう考えているのでこういう服用の仕方をしています」と**医師や薬剤師に伝えて損をすることはない**のです。

けれどそんなことを言うと医師に嫌われてしまうと思って「言えない」という人もいるでしょう。

あなたが自分なりの考えや気持ちを正直に伝えているのに、それを「私の言うことを聞かない患者だ」と思うような医師よりも、気持ちを理解して、そのうえでどうすることがよいかを考えてくれる医師を選んだほうがよい、と私はアドバイスします。

第３条　薬を服用中に気になることがあったら、まずは薬剤師に話を聞いてもらうのがよい

薬を飲み始めてから自分自身がなんらかの変化を感じることはよくあります。

それはある意味で当然と言えば当然であって、**体の中になんらかの異物（薬）を入れるわけですから、体がそれに対してなんらかの反応を示すことになる**からです。

しかしその反応によって2つのことが考えられます。

まずは、その反応が起きることを期待して薬を投与するケース（すなわち、効果を発揮できたということ）と、もう1つは実はそんな反応は起きてほしくなかったというケース（すなわち副作用があらわれたということ）です。さらに後者の場合、それが起きる可能性をある程度想定していたケースとあまり想定していなかったケースに分けられます。

また、起きてほしくなかった反応も、その程度ならどうにか対処しながら薬の効果を持続させるために投与を続けるケースと、ただちに投与を中止したほうがよいケースとがあります。

前にもお話ししたように「薬は安全だから使うのではなく、必要だから使う」という原則があるように、薬を使うときは起きてはほしくないことが生じること

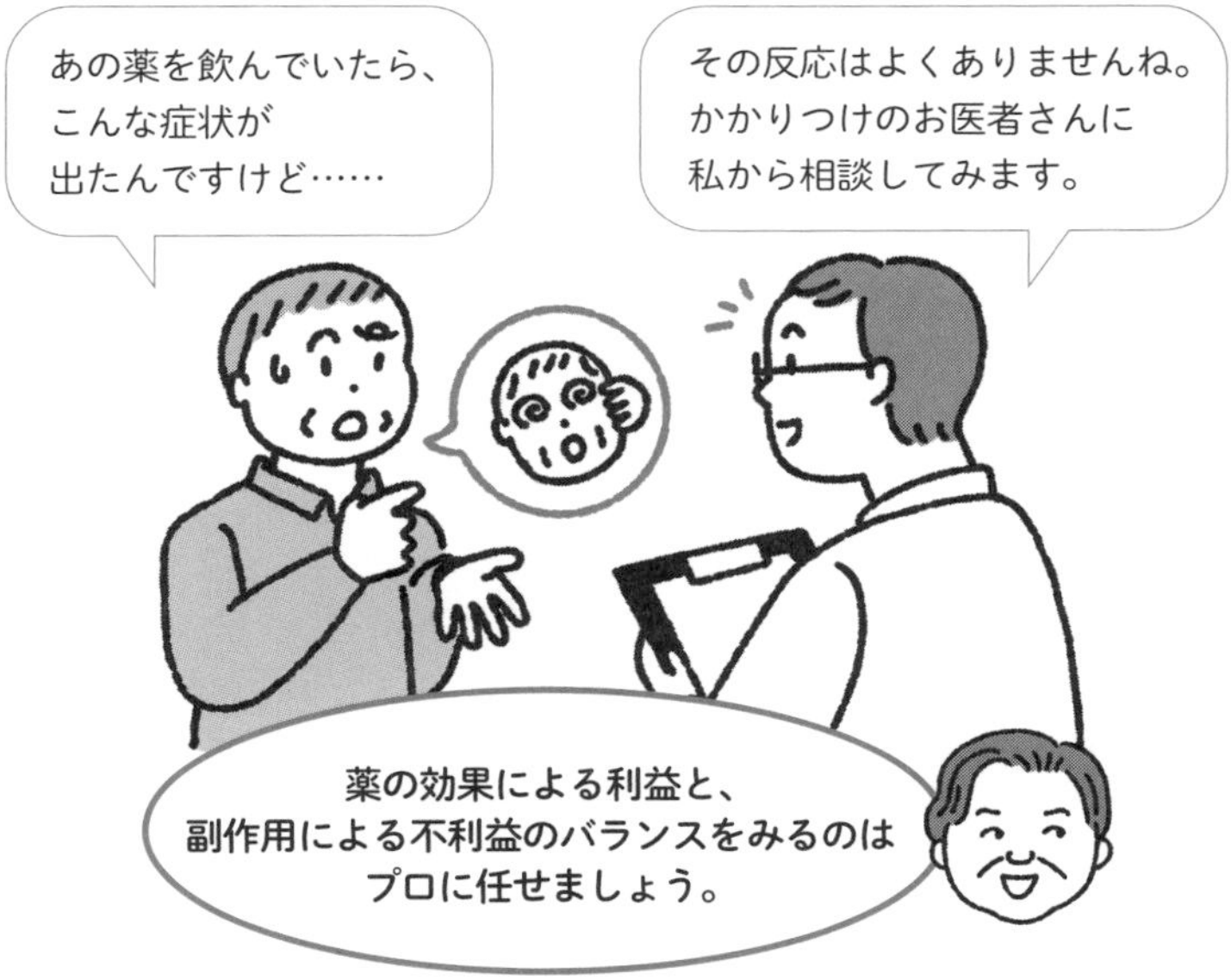
あの薬を飲んでいたら、
こんな症状が
出たんですけど……
その反応はよくありませんね。
かかりつけのお医者さんに
私から相談してみます。
薬の効果による利益と、
副作用による不利益のバランスをみるのは
プロに任せましょう。

をある程度想定して投与するしかないのです。

ここで重要となる視点は、その薬を使うことで患者さんが得ることのできる**利益（効果が発揮されて以前より快適に生活できるようになる）と、不利益（副作用により体に悪いことが生じる）のバランス**を客観的に判断したうえでどうするかを考えることです。

はっきり言ってこの判断が難しいのです。その難しいことを患者さん自身が判断して行うということは、車の運転ができる人に飛行機を操縦しろと言っているくらいの難しさだと私は思っています。

たとえば便秘の人が薬を飲んでお通じがよくなってきたが、少し腹痛が生じてきたという例を考えてみましょう。客観的に判断するということはどういうことか説明します。

便秘の薬も作用の仕方や強さでいくつかに分類されていますが、最もよく用いられているものの1つに、**大腸を刺激して腸の活動を活発にすることで便秘を改善する薬**（代表的なものとしてセンノシド）があります。この薬は便秘薬の中では作用は強いほうなので、この薬を用いられているということは患者さんの便秘の状態は軽いものではないと考えられ、生活の中で便秘がかなり問題となっている状況だと考えられます。

また、便秘というものは消化器系の病気ですが、**ほかの病気にも影響を及ぼしている可能性も考えられます**。たとえば脳血管の病気のリスクをもっているケースでは、排便のときのいわゆる「いきむ」という行為が脳血管に強い圧力をかけることになるので、便秘の改善はそのためにも大切な治療になってくるのです。

この薬を使うということは大腸を強制的に薬で動かすわけですから、腸の動きが活発になることで便が運ばれて排便しやすくなることを期待されています。

ところが腸が動くということで、同時に痛みを感じる人もいるのです。このケースで最悪なことは腹痛だけ生じて便秘は改善しないというケースです。腸を動かすという目的は薬を使うことで達成されているのに便は前に進もうとしないわけですから、このまま薬を続けることはよくないことです。

では、排便が改善されて楽になってきたが腹痛も気になるというケースでは、どう判断すればよいのでしょうか。

このケースで最も大切になってくることは最終的には**患者さん自身でその判断を下さないといけない**ということです。

ではいったいどうすればよいのか。それは、かかりつけ薬剤師をもち、その薬剤師に相談してみるというのがベストな対応と言えます。かかりつけ薬剤師ならば継続的に患者さんを見てきているので、客観的な視点で薬を使って得ている**利益とその逆の不利益な部分を天秤にかけて判断してくれる**はずだからです。

もしそのような見方をしてくれない薬剤師ならば、かかりつけ薬剤師をほかの薬局から見つけたほうがよいと思いますよ。

第4条 はじめての薬はその薬の効果を確認するためにどのくらいの期間服用したらよいかを聞いておこう

薬というものは他人と同じ薬であっても、使う人によって1つひとつ性質が違ってくるのです。同じ薬効の薬でもそうですし、同じ分類同士の薬でもそうなのです。私のように薬の研究をしていると、それをとても興味深く感じてしまいます。SMAPの有名な歌「世界に一つだけの花」がまさに薬にも当てはまるということです。

1つひとつの薬が患者さんにとって最善の薬になってもらうには、その**薬のもつ特徴と患者さん自身がもっている特性をうまくマッチングさせればよい**のですが、実はある程度そのことを予測できる部分もあります。それは、その薬を患者さんに投与して、その後の経緯や結果を注意深くモニターしていくことによって最もその人に効果的な投与方法を見つけていくというやり方です。

そこで、薬の見直しを考えるうえでも薬の効果を確認するには**どのくらいの期間服用する必要があるかという点を自分自身で見極める**ようにすることです。

歯が痛いとき、頭が痛いときなどに用いる鎮痛薬は少なくとも服用して2時間経過した時点で効果を感じることができるか、できないかが見極めポイントになります。

もう少し長い時間経っても効果を感じられなければ、これ以上待っていても痛みの改善は望めないということになり、もう1錠飲むか、あるいはほかの薬に変えてみるかといったなんらかの対応をしないといけないのです。

このような話だとわかりやすいですが、高血圧の薬ではどうでしょうか。

高血圧の治療を始めるときは、血圧が高いという状況ですぐに血圧を下げる必要性が高いと判断されたとき以外は、ただちに薬の投与を開始するということにはなりません。

食事や運動など、生活上の改善を試み、それを3カ月間行ってもどうも血圧が下がる傾向はないようだと判断されたときにはじめて薬が処方されるというのがスタンダードなやり方となっています。

そこでは血圧を下げるために通常1種類の薬が処方されます。血圧を下げる薬は約50種類あるのですが、よほど特別な事情がない限り、現在はＣａ拮抗《きっこう》薬、ＡＣＥ阻害《そがい》薬、ＡＲＢ、利尿薬に分類される薬が選ばれ、心臓になんらかの問題があるケースではさらにβ遮断《しゃだん》薬が選ばれます。

ＡＣＥ阻害薬とＡＲＢは親戚のようなもので、副作用の発現に多少違いがありますが、同じようなものと考えてもよいでしょう。

現在最もよく処方されているのがＣａ拮抗薬とＡＲＢです。前者の代表的なものはアムロジピンで、後者はバルサルタンというものです。

では、先ほど述べた効果を確認するには最低どのくらいの期間服用する必要があるのでしょうか。その点について両者を比較すると、違いがあるのです。

それを考える目安になるデータは、その薬をどのくらいの期間服用するとその薬のもつ効果が安定するかという点に着目するのです。

次のページのグラフをご覧ください。Ｃａ拮抗薬とＡＲＢを用いた場合の血圧の下がり方を簡略化したグラフになります。

グラフ内の点線で囲んだ部分の時期までは薬の血圧を下げる効果が日に日に増していきます。しかしそれを過ぎると薬のもつ効果は安定した状態になるのです。私はその安定した状態となる日数までは都合の悪いことが生じなければ服用を続けてみる必要があると思います。

そういう観点で見ると、ＡＲＢは約４週間、Ｃａ拮抗薬は約２週間が平均的と

ARBとCa拮抗薬の血圧の下がり方のイメージ

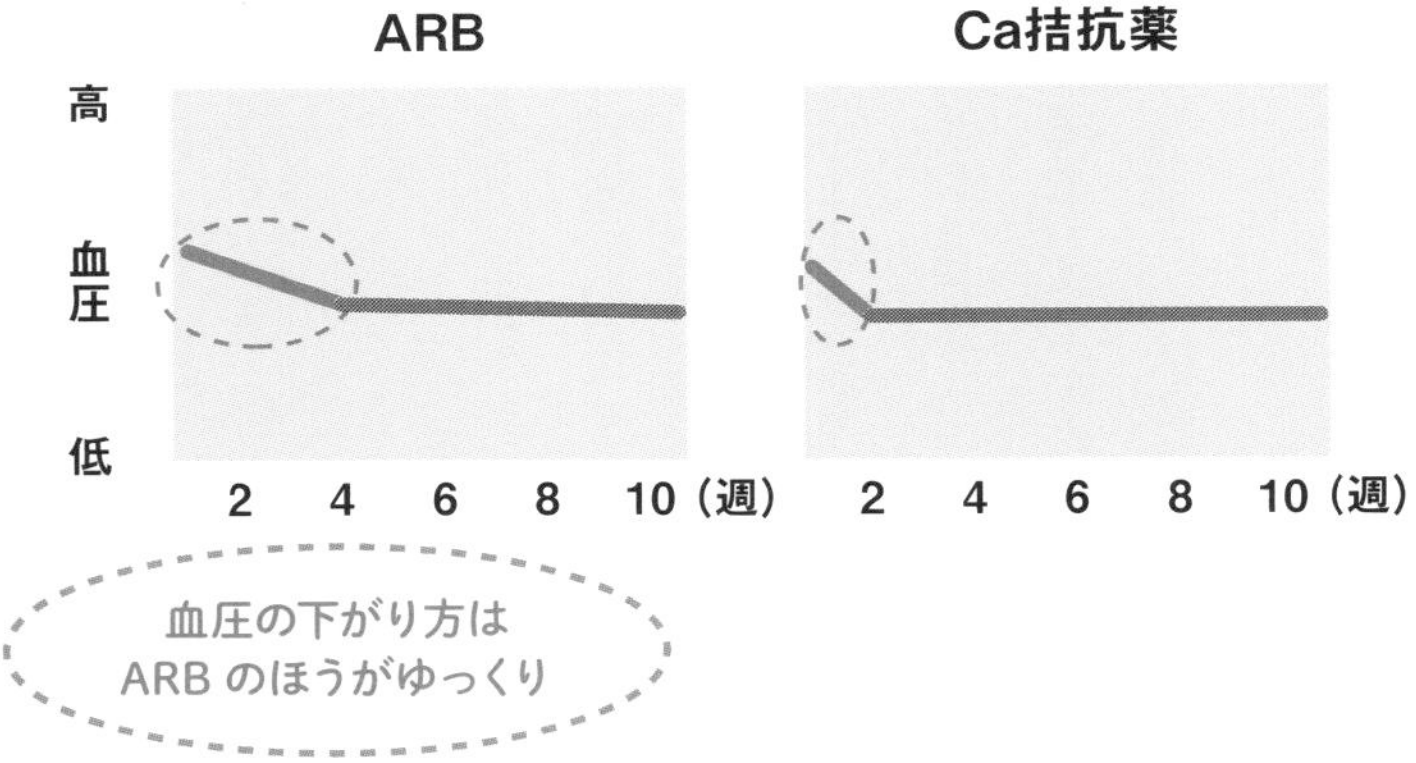

ARB
Ca拮抗薬
高
血圧
低
2 4 6 8 10（週）
2 4 6 8 10（週）
血圧の下がり方は
ARBのほうがゆっくり

ARBとCa拮抗薬の血圧の下がり方は異なる。点線で囲んだところまでは順調に血圧は低下していくが、ある時期を過ぎると薬の効果は安定した状態になる。

言えます。

　このようなデータは薬として認可されるときに必ず製薬会社は国に提出していて、医療側の人はそれを調べることで、どのくらいの期間薬を服用して様子を見ればよいのか、一応の目安はつけることができます。

　薬が新しく処方されたときにこのことをしっかり聞いておくことが大切で、**患者さんも効果が不十分と判断する目安を知っておくこ**とを私はおすすめします。

第5条　薬を服用するという行動だけで病気を治療しようとしていないかを自問自答してみる

病気は急性疾患と慢性疾患とに分けられますが、本書がターゲットにしているのは後者の慢性疾患の場合です。

慢性疾患の治療は長くかかりますし、結果的に一生続けなくてはならないケースも珍しくありません。ただし、一生続けて薬を飲まないといけないことと、一生続けて治療をしなければいけないということは同じではありません。

たとえば、痛風と呼ばれている病気は基本的には**痛風発作と呼ばれている激しい痛みを回避すれば一応よい**わけであって、そのためにはその**原因物質である尿酸という物質をいかに血液の中にため込まないようにするかがポイント**の１つになります。

一般的には分解されて尿酸となるプリン体と呼ばれる物質が多く含まれている

食物を控えたらよいと思っている人が多いようですが、実は血液の中には食物由来の尿酸よりもある別のものからつくられた尿酸のほうがはるかに多いのです。

それはなにかというと、人間の体を構成している細胞なのです。

細胞は絶えず新しいものに取り換えられているので、古くなった細胞は処理されていきます。この細胞の中には核酸と呼ばれている物質があり、古くなった細胞中の核酸もいらなくなるわけですが、実はその**核酸が尿酸をつくる**元になってしまっているのです。

ですから生きていくプロセスで、尿酸の原料はどうしても体の中でつくられてしまうのです。つまり、**どうにかして核酸が尿酸につくりかえられないようにする**か、あるいはできた**尿酸を体から早く出してしまうという方法をとらないと尿酸値は下がらない**のです。

そのためには食事でプリン体を調整するよりも薬を使ったほうがはるかに効果的で有効な手段だと言えるのです。

　こんなことを聞くと、食事なんか気にしなくてよいといっているように感じてしまう人もいるかもしれませんが、発作を起こさないためには食事は大切なのです。

　尿酸という物質が血中でうまく溶けているならば基本的には発作は起こらないと考えてもいいです。しかしそれが溶けきれなくなる量になると**針のような結晶になり、それが激しい痛みをつくり出す**のです。

　しかし、尿酸の量が増えたというだけでこうなるというわけではありません。

　実は**血液が酸性に傾くと溶けていた尿酸が結晶化して発作を生み出す**のです。

　中学校で「溶解度」ということを勉強したと思いますが、まさにこの現象は「血液が酸性に傾き、溶解度が低下して析出化した」というわけです。

　よく肉、ビールといった飲食物が痛風にはよくないと言われていますが、これらはプリン体が問題というよりもむしろ**血液を酸性に傾ける食物**であって、それが溶解度を下げて血液中に溶けていた尿酸を析出させてしまう要因になるという

痛風の痛みが出る仕組み

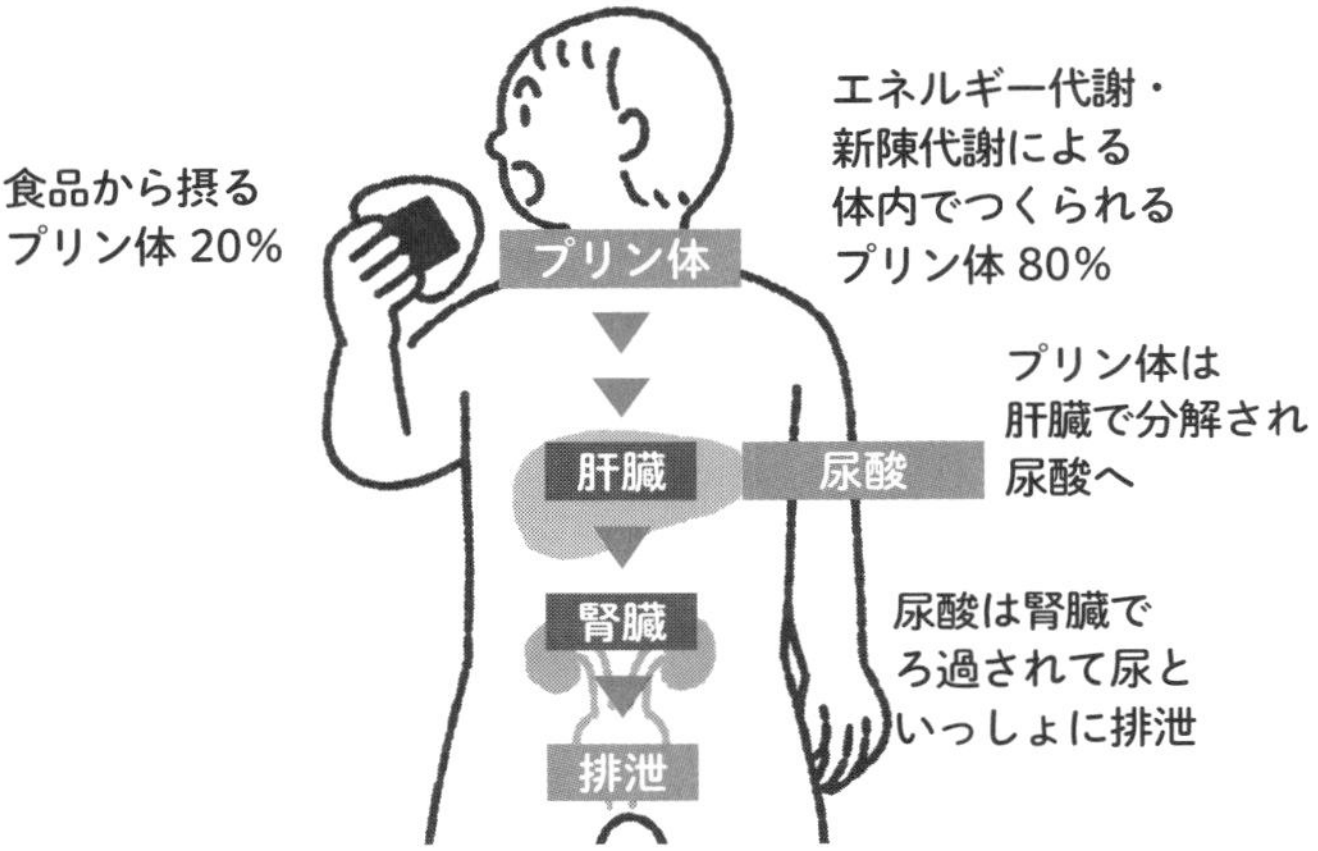

食品から摂る
プリン体 20%
エネルギー代謝・
新陳代謝による
体内でつくられる
プリン体 80%
プリン体
プリン体は
肝臓で分解され
尿酸へ
肝臓
尿酸
腎臓
尿酸は腎臓で
ろ過されて尿と
いっしょに排泄
排泄

健康な人は、一般的には体内の尿酸は常に一定量（約1,200mg）に保たれている。しかし1,500mgを超えると、血液中に尿酸が増え、血液が酸性となることで、尿酸が結晶化しやすくなり痛みを引き起こす。

ことなのです。このほかに、**急に激しい運動をした場合も血液を酸性化させる要因になるし、ストレスを受けるということも血液を酸性化させます。**

ですから**薬で尿酸値を下げただけでは問題となる痛風発作はなくならない**というわけです。

そのため日常生活の中で食事に関しては血液を酸性に傾けるようなアルコール

の摂取を控えるとか、新陳代謝が活発になりいらなくなった核酸を増やすことになるカロリーの高い食物を抑えるとか、果物を連続的に食べることを控えるとか、そのほかにも急に過激な運動をしないようにするとか、ストレス解消法を身につけるとか、などといった努力をしないと痛風発作に見舞われてしまうのです。

何度もお話ししていますが、薬というものはその病気からくるリスクを小さくしているだけで、病気そのものを治しているわけではないのです。患者さん自身が薬だけで治療をしようと思っているのなら、薬の見直しは難しいということになります。

なによりも、**薬に頼ってよい部分と薬以外の努力をしながら頑張っていかなくてはいけない部分とをしっかりと理解していく**ことが大切なのです。

もちろん薬に頼ってよい部分はあります。でも薬だけに頼ってはいけないということを言いたいのです。

しかしそれを後期高齢者の方々には強く言えない部分があります。残された人生をどう生きたいかによって、一概に「こうすればよい」とは言えないのです。

第6条 新しく加わった薬を飲み始めたら、変な症状が出始めたからといってその薬をやめればよいと単純に考えてはいけない

今まで4種類の薬を服用していたが、ある病気が新たに見つかり、新しい薬が1つ加わったということはよくあります。そしてそれを飲み始めたら今までになかった気になる症状があらわれたなんていうこともあるかもしれません。そういうときに誰でもその**変な症状は新たに加わった薬の副作用ではないかと思ってしまう**ものなのです。

確かにその新たに加わった薬の副作用でそうなったケースが多いと思いますが、実はそうではないケースもあるのです。

それは**「薬の飲み合わせ」、専門的用語では「薬の相互作用」と呼ばれること**

が起こり、そのような症状が生じたということも十分考えられるのです。

薬の飲み合わせの問題は主に3つのパターンがあって、そう単純なことではないのです。それについて説明する前に次ページのグラフを見てください。

これは服用する薬の数が増えるほど副作用があらわれる確率が高くなるというデータですが、この中には単純に薬の種類が多くなったから副作用が増えたという要素もあれば、実は薬の飲み合わせによって生じたものもかなりあるのです。

では3つのパターンを簡単に説明しましょう。

まず1つ目のパターンは**新しい薬が加わったために今まで飲んでいた薬の作用が強まって、その薬の副作用があらわれた**というケースです。これはちょうど今まで飲んでいた薬の量を増やしたことと同じことが起きてしまうということなのです。

2つ目のパターンは**今まで飲んでいた薬と新たに加わった薬が体の中で同じところに作用してしまう**薬である場合です。これによって今まで飲んでいた薬の作

薬の数と副作用の頻度

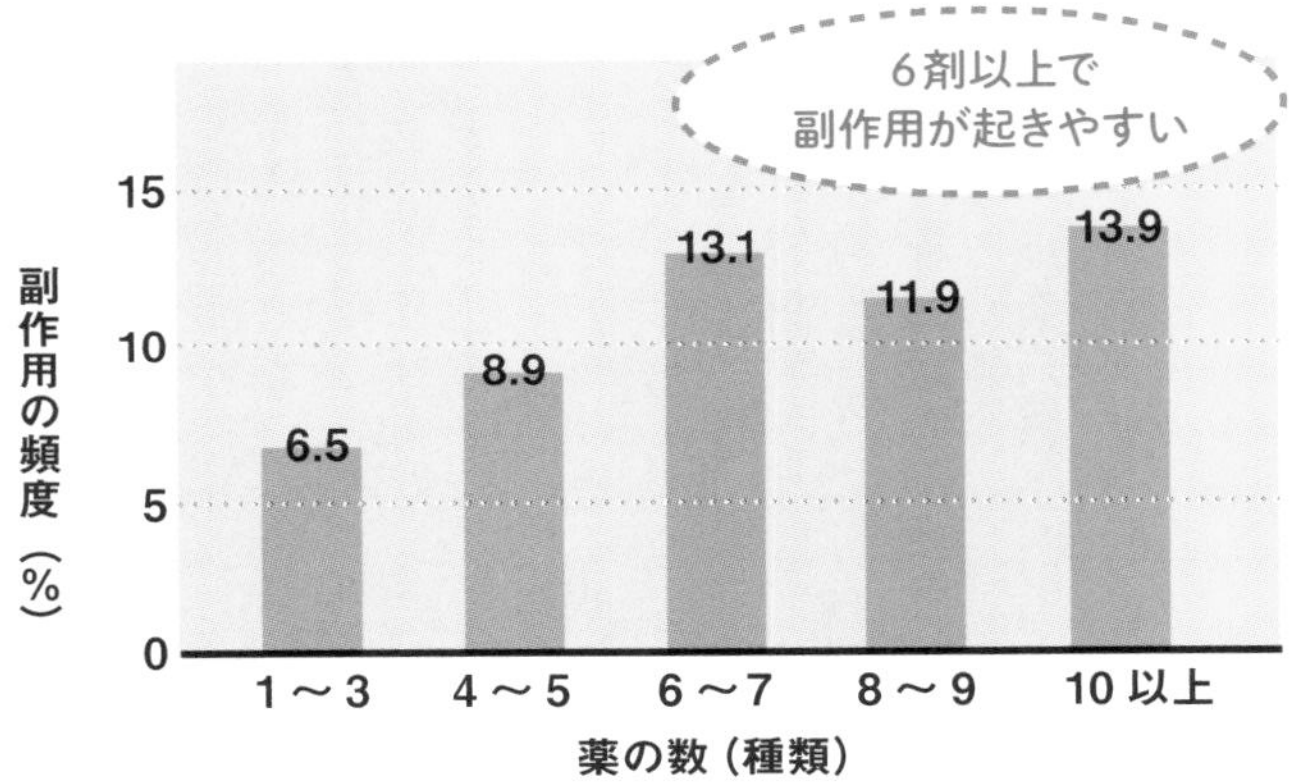
6剤以上で
副作用が起きやすい
副作用の頻度（%）
15
10
5
0
13.1
13.9
11.9
8.9
6.5
1〜3
4〜5
6〜7
8〜9
10以上
薬の数（種類）

単に薬が増えたことによって生じる副作用だけでなく、
飲み合わせによって生じたものも多い。

※Kojima T. et al. : High risk of adverse drug reactions in elderly patients taking six or more drugs: analysis of inpatient database. Geriatr Gerontol Int, 12(4) : 761-762, 2012を元に作成

用が変わってしまうということになるのです。

３つ目のパターンは**新たに加わった薬によって今まで飲んでいた薬の性質が変わってしまった**ために、今までなかった症状があらわれるというケースです。

このように薬の飲み合わせはいろいろなパターンで起きるのですが、一般の患者さんにとってはそれを分析するのはとても難しいことなのです。ですから**信頼できる薬剤師をもって、どのようなこと**

が起きているのかを相談することがよいと思います。

実際に次のようなことがありました。

その患者さんは気管支喘息の患者さんで、ステロイドの吸入薬やテオフィリンを使ってコントロールしていました。

ところが最近脈の乱れが見つかるようになり、新しく検査した結果、メキシレチンという不整脈の治療に用いられる薬の服用も始めました。それにより不整脈の状態はかなり改善されたのですが、その薬を飲み始めて1週間ほど経過したころに気持ちが悪いという症状が出始めたのです。

そのことを医師に訴えたところ、確かにメキシレチンという薬の副作用で気持ちが悪くなる可能性が考えられることが添付文書に明記されていたため、その新しく加えた薬が原因だと思い、そのメキシレチンをやめてほかの不整脈の薬に変更しないといけないと考えたのでした。

一方で私は、もしかしたら相互作用が原因の可能性もあると考えて、気管支喘息の治療薬であるテオフィリンの血中濃度を測定したのです。なぜなら、**テオフィリンの副作用に同じように気持ちが悪くなるというものがある**からです。

治療中はそのような副作用が生じないようにテオフィリンの血中濃度を測定して、ある一定以上（20μg/mℓ）にならないように計算してその人用の投与量を決め、実際にテオフィリンの血中濃度を15μg/mℓに維持して治療をしていました。

ところが、新たに加えた不整脈の薬を飲み始めて気持ちが悪いという症状が出たときにテオフィリンの血中濃度を測定したところ、服用量は同じだったのに血中濃度はなんと25μg/mℓまで上がっていたのです。

やはりこれは不整脈の薬であるメキシレチンの副作用が出たのではなく、私が考えていたように**テオフィリンの副作用があらわれた**ということがわかりました。したがって効果の出ている不整脈の薬はそのまま使って、テオフィリンの投与量を減らして血中濃度が20μg/mℓ以下になるようにすることで、この問題は解消されたのです。

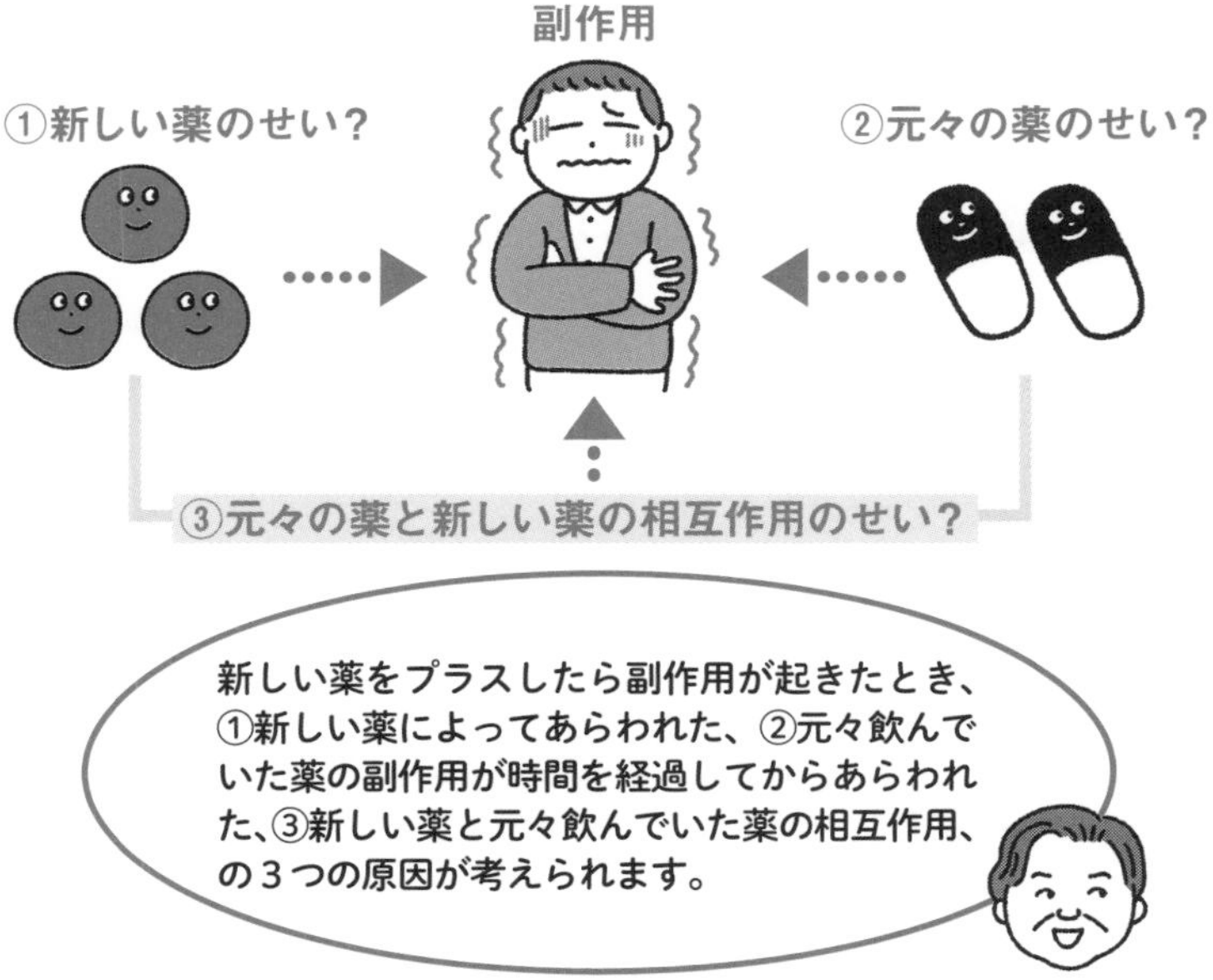
副作用
①新しい薬のせい？
②元々の薬のせい？
③元々の薬と新しい薬の相互作用のせい？
新しい薬をプラスしたら副作用が起きたとき、①新しい薬によってあらわれた、②元々飲んでいた薬の副作用が時間を経過してからあらわれた、③新しい薬と元々飲んでいた薬の相互作用、の３つの原因が考えられます。

もちろんテオフィリンの投与量を減らしても血中濃度は効果が出る15㎍/㎖になるようにしたわけですから、気管支喘息の症状が悪化するということもありませんでした。

このように実際に**多くの種類の薬を服用しているケースでは、当然のこととして相互作用のことを考えて処方されなければいけないのです。**

とはいえ、これを患者さん自身でどうにかしろと言っているわけではありません。それを相談できる専門家をもつべきだと言っているのです。

私の経験から言うと、このような相互作用については一般的に医師よりも薬剤師のほうがよく対応してくれると思います。

第7条 薬の代わりにサプリメントにするのは危険。なぜならば本来の目的が違うから

「正直言って薬は飲みたくない。でもサプリメントならいいかな」というようなことを考えて相談に来る人はけっこう多いです。私自身、サプリメントと薬をいっしょに飲んでいますが、それは薬の代わりとしてではありません。

テレビでも実にいろいろなサプリメントが宣伝されています。CMの専門家がつくっているので、実にインパクトのある画像になっていますが、宣伝するルール（薬とは違うということを念頭においた法律）があるために、小さい文字で、しかもわずか2~3秒間で薬とは違うと言っていますよということをアピールす

る文章があらわれます。

しかし、それに気づいていない人が多いのではないでしょうか。そしてその内容も私から言わせてもらえば、**「ウソは言っていないが果たして本当のことを言っているのだろうか」**と思われる内容に映るのです。

たとえば、便秘が素晴らしく改善したと嬉しそうに語っているCMで、それを証明されているということを示すグラフとして、2週間の便の回数をプラセボ（効果のある成分が入っていないサプリメント）と比較したグラフが出ていました。しかし、よくみると**プラセボだと9・5回、このサプリメントだと10・5回**と示されています。

確かに両者には2週間で1回分の排便の差があることはわかりますが、**効果といってもこのくらいの違い**なのです。「2週間で排便回数が1回増えた」ということをあなたはどう評価しますか？

この話はここまでにして、次に私が言いたいことを話しましょう。

私もサプリメントを服用しますが、これは**薬で得ることができない効果を期待して使っている**のです。サプリメントを服用している人に「なぜそのサプリメントを服用しているのか」というアンケート調査をしてみると、大まかに次の3つの理由に分けられます。

①病気の治療に役立てたい

②老化との戦いに役立てたい

③アンバランスな食生活を補いたい

①の代表的なサプリメントが血圧によいとか血糖によいとかというものですね。②の代表的なものが視力、体力、膝関節、精力というものをターゲットにしているものですね。③の代表的なものはビタミン類やアミノ酸や青汁のサプリメントですね。

薬よりは安全そうだから病気の治療にサプリメントを役立てたいという気持ちは理解できます。また、薬の見直しを考えるときも**薬をやめる代わりにサプリメントにしようか**なと考えている人もいるでしょう。

そこで糖尿病を意識したサプリメントを例に挙げて、サプリメントとはどのようなものかを考えてみましょう。テレビを見ていると、糖尿病をターゲットにしたサプリメントが10種類くらい登場します。そしてそれをよく見てみると、次の3つの方法で血糖値の改善効果を期待していることがわかります。

A　糖の吸収を抑える
B　インスリンの力を助けて糖を血中から体内へ運び出す働きを調整する
C　糖の分解を止める

食事で摂取した糖は腸に運ばれて小腸から吸収されます。そのときにたとえば食物繊維などは**糖を体の外に排泄することや吸収のスピードをゆっくりにさせる**作用があり、そのことで血糖値のピークの値を低下させることができるのがAです。イヌリン、難消化性デキストリン、ナットウキナーゼといったものがこれに当たります。

Bは薬でいえばインスリンの働きを助けるもので、血中にある糖をうまく細胞に取り込んで血糖を下げる目的のサプリメントです。わかりやすく言うと**インスリンの働きを活発にさせる**作用を期待したものです。玉ねぎの成分で涙を誘うものにイソアイリンというものがありますが、これがこの分類になります。ほかに大豆の中にあるピニトールという成分もこれに分類されます。

食事で摂取した糖は実はそのままでは腸から吸収されずに、体の中でつくられている酵素によって分解されて、単糖類と呼ばれている形になって吸収されます。Cの薬にはその**酵素の働きを抑える**αグルコシダーゼ阻害薬というものがありますす。Cのサプリメントとしては似たような作用を示すサラシアや桑の葉に含まれるデオキシノジリマイシンなどがあります。

薬ではAの作用のものはないと考えてよいでしょう。Bではインスリンの作用を強くするという点ではインスリン注射薬だけではなく、飲み薬もたくさんあります。Cは先に述べたようにαグルコシダーゼ阻害薬というものがあります。

サプリメントは天然由来のものや、普通に食品として摂《と》っている成分のものが多いので、薬よりは安全だと思うのは私も同じです。

しかし、BやCの場合だと、薬のほうがはるかに効力は強く、あえて言うなら薬を飲む必要性が低い糖尿病の予備軍と呼ばれている人ならそれでもよいでしょうが、薬を使って治療をしないといけないと判断されたケースではこのサプリメントによる効果を期待するのは無理があると思います。むしろ、病気の治療を目的として薬からサプリメントに代えるのは危険なこともあるのです。

そしてサプリメントを使う理由である「老化との戦い」という点に関しては、あえてビタミン薬や一部の病気をターゲットにした薬以外は「無い！」と言ってよいでしょう。

テレビでは主に膝、目、腰、筋力、精力の衰えをイメージしたコマーシャルが多いです。これらを対象にした薬もあることにはあるのですが、骨粗《こつそ》しょう症の治療に用いる薬以外は**老化との戦いに用いられる薬はない**でしょう。とくに目に関しては医療用として用いられている薬はビタミン薬くらいです。もちろん、白内障や緑内障という病気に用いられる薬がありますが、老化との戦いという点ではこれがよいという視力アップを望める薬はないですね。

精力という意味でも基本的に体力の衰えを補うことで対処しましょうというのがサプリメントの目的ですが、薬にはそれを念頭においたものはありません。

ですから、処方されている薬を減らす代わりにサプリメントを使おうとするときは、このようなことを考えながら選ばないといけないということになります。

第8条　薬をやめるときはどんなケースがあるかを理解しておくと、どの薬を見直しの候補にするかの目安になる

医師が処方されている薬を中止したほうがよいと考えるときはどんなときでしょうか。これを皆さんも知っておくと見直しするときにどの薬がその候補であるかを考える参考になると思います。実際は個々の患者さんの事情が違いますので、それを十分に加味して判断していくことになりますが、一般的には次のようなケースが薬を中止するときの視点になっています。

薬の副作用と思われる症状に気づいたとき

1つひとつの薬について、今までに使用した経験から**どのような副作用がどのくらいの割合で見られるかという情報は公開されています。**

医師は患者さんにその薬を処方するとき、これらの中からいくつかの副作用の

ことは念頭においているのですが、公開されているすべての副作用のことを頭に入れておくことは難しいことなのです。したがって実際に使っていく中で**経過観察しながら効果とともに副作用のこともチェックして治療を進めていく**のです。

そのような中で、その薬を使い始めてからなにかの症状が新たに見つかったときは「副作用かもしれない」と考えてどのように対処しようかを検討します。それに気づくきっかけは主に2つで、**1つは検査値の変動**です。**もう1つは患者さんからの訴え**です。

ある症状がその薬による副作用かどうかを判断するのは医師や薬剤師ということになりますので、患者さん自身でそれをやれとは言っていません。しかし、服用中に**なにか気になる症状や現象に気づいたら、医師や薬剤師にためらうことなくそのことを告げるべき**だと言いたいのです。

もちろん薬を服用してその薬の効果が出れば体に今までとは違った症状があらわれてくるのは仕方ないことで、それを単純に副作用と決めつけてはいけないの

薬をやめる判断をする場合の３つのタイミング

1. 薬の副作用と思われる症状があらわれたとき
2. これ以上続けても期待している効果は望めないと判断したとき
3. 薬を飲むことで症状が落ち着いたのでこれ以上続ける必要はないと判断したとき

です。

でも**効きすぎもまた副作用の1つ**でもあります。ですからいろいろと考えて、かなりの確率でその症状が副作用ではないかと判断したときは、薬の量を減らしたり中止にしたりすることになります。

これ以上続けても期待している効果は望めないと判断したとき

いちばんわかりやすいのが認知症の薬です。世間では進行を遅らせることができると思っている人もいるようですが、薬の作用から客観的に判断すれば、今までに発売されている薬にはそのような力をもったものはありません。

２０２３年の夏に、日本でも承認された認知症の治療薬の中でアミロイドβという物質の働きを抑えることのできる薬があります。これならある程度進行を遅らせることも期待できないこともありませんが、ほかの認知症の治療に用いられているどんな薬でもこれに当てはまるものは見直しの候補になり得ます。

わかりやすくいうと、その薬のもっている力ではその**病気から生じる問題点をこれ以上小さくすることができないと判断したとき**です。

精神系の薬の中にもこのような例は少なくありません。かえって効果よりも追加された薬の副作用ばかり目立つケースもあります。

前にも述べたように精神科の薬の多くも病気そのものを小さくする力はもっていません。ですからなんらかの症状があって追加された薬でもその薬によってその症状がほとんど変化しないときは見直しの候補になり得ます。

薬を飲んで一応よくなったからこれ以上続ける必要がないと判断したとき

たとえば、睡眠薬を飲んでいるうちに眠れるようになったケースは、まさにこれに当たります。

この系統の薬を長く飲むと、この薬と一生お別れできない体になってしまう可能性が大きいのです。

ただ症状が改善したからといって急に服用を中止することは避けなくてはなりません。**適切なやめ方がある**のです。

消化性潰瘍のケースで処方された薬によって症状が改善されてきたら、胃液分泌を抑える薬はやめることも考えるべきです。もちろんこれにも適切なやめ方があります。適切なやめ方については、次の章以降で述べることとします。

第9条 自分だけで薬の見直しをやることは危険なことだという認識をもつべし

薬剤師として多くの患者さんから相談を受けているので、「飲んでいる薬が多く、いつまでも飲んでいることがなんとなく心配だ」「薬を一生飲まないといけなくなるから」など、**いろいろな思いで薬の見直しを考えている人は少なくない**ことはよく理解できます。

しかし本当に薬の専門家と同じようなレベルをもった人であるなら自分で考え、自分の責任で薬の見直しをやってみてもいいと思いますが、そのレベルでない人がひとりで薬の見直しをやろうとすることは、前にも言ったように飛行機を操縦したことがない人がそれをやろうとするくらい危険なことなのです。

薬は基本的には化学物質で、多くの薬は人間の体から見れば異物になるわけで、薬を服用している間に体の中でその人間と薬との間になんらかの関係が生じていることが考えられるので、その薬を体の中から取り除いたらどのようなことが生じるかを予想するのは専門家でもそう簡単なことではないのです。

ですから、薬の見直しをしたいからという気持ちは理解できても、**勝手に見直しをすることは絶対におすすめできません**。

病気の中には症状がなくなれば薬を飲む必要がなくなるケースもあれば、**やめたら再発するケースもある**のです。

前者の代表的なケースは疲れなどが原因の頭痛などの急性疾患と呼ばれている病気の場合です。ほかに筋肉が原因の腰痛（骨や脊椎が原因ではない場合）もあります。

後者は高血圧症や糖尿病のような慢性疾患と呼ばれている病気の場合です。もちろんこのケースでも長年の食事や運動によって改善してきた場合は薬をやめても再発しないこともあるのは事実です。

第10条 自分の服用している薬を継続的に把握してもらうためにかかりつけ薬剤師を指名していっしょに薬の見直しを考えるのがよい

国は国民一人ひとりに対して「かかりつけ医」「かかりつけ歯科医」、そして「かかりつけ薬剤師」をもって治療を受けることを強く推奨しています。

これはできるだけトータルに患者さんのことをわかってくれている医療スタッフの下で治療を受けたほうがよいという意味と、いろいろな局面でどうしたらよいかを相談しやすくするために、この制度を確立しようと考えているのです。

私は薬の見直しを患者さんが考えるならこのような流れの中で具体的にどうしていけばよいかを検討すべきだと考えています。

自分のために自分が受けている治療ですから、自分でその内容を理解し、評価する必要性は自己責任の考え方からも大切になってくるので、ぜひこのような**専門的な人たちから適切なアドバイスを受けながら薬の見直しを考えて**みてはいいかがでしょうか。

なんとなく「医療スタッフに処方された薬にケチをつけているように思われては困る」と思う人もいるでしょうが、今の医療で大切な考え方の1つに「患者の考えや希望をできるだけ理解して、専門家としてのアドバイスをしていくこと」ということが提唱されているのです。

大事なことは、医療スタッフに任せきりという態度ではなく、**患者自らもどういう治療をしたらよいかに参加していく**ことなのです。かかりつけ薬剤師については次章で詳しく説明しますので参考にしてください。

column

「かかりつけ薬剤師」がいるメリット

「かかりつけ薬剤師」をもつと、たくさんのメリットがあります。いったいどんなメリットがあるのでしょう。

(1) あなたの薬事情をすべて把握してくれている

その薬剤師が勤務していれば必ずその薬剤師が薬局であなたに対応してくれます。

また、電話や対面などで24時間対応してくれます。

(2) あなたの代理人となって医師などに交渉してくれる

あなたの要望などをあなたに代わって医師などに相談してどのように対応したらよいかを決めてくれます。

また、あなたにとってよりよい医療機関などを教えてくれる場合も。

(3) あなたの薬の見直しをサポート

複数の医療機関にかかっている場合、薬の飲み合わせは大丈夫かをチェックしてくれます。

また、似たような薬がダブっていないかをチェックし、あまり飲む必要性のない薬を減らすことに協力してくれます。

「かかりつけ薬剤師」の見つけ方と契約の仕方

1. あなたにふさわしい「かかりつけ薬剤師」は日本中から選ぶことができます。 ▶
2. 薬局の受付でどの薬剤師が「かかりつけ薬剤師」に認定されているかを確認し、信頼できる人であれば指名。 ▶
3. 「かかりつけ薬剤師制度」の説明を受けてから、同意書にサインします。
4. つき合ってみて自分と合わないと感じたら、ほかの薬剤師に変えることもできます。 ▶
5. 「かかりつけ薬剤師」と契約した場合、3割負担の人は支払いが60～100円程度増えます。

第５章

もし薬を見直したいという気持ちになったらまずやること

質問

自分の飲んでいる薬を減らしたいとき、どのようにしたらよいでしょうか

あなたは次のページの３つのうちどの意見に賛同しますか？

ぜひ、この章を読む前にお答えください。

今のあなたの考えは
A～Cのどれにいちばん近いですか？

A

医者が決めた薬を自分の思いで減らそうと考えていると医者に気づかれたら気まずいから、そっと**自分でいろいろ調べて減らす**方法を考えるのがよい。

B

医者に薬を減らしたいと言う前に、かかりつけの薬剤師をもって、まずその**薬剤師に相談**してみるのがよい。

C

薬をあまり使わない医者を探したほうがよい。

この章を読んだ後、もう一度お答えください。
読む前と後では考え方は変わりましたか？

まずはイメージトレーニング！

ポイント１

どの薬を見直しの候補にしたいのかを考える

薬は、診察をしたときの状態を見て、医師が薬を選択して投与が開始されます。しかし、その後考えなくてはいけないことは、それから**時間が経過した時点でもその薬を続ける必要性があるかどうか**という点です。

薬といっても人間と同じように個性があり、その薬のもつ薬理的性質、すなわちどのように人間に作用してどのような効果を発揮するかはそれぞれで、この薬だからこうすればよいと一律には言えないのです。

客観的に見て、同じ病気の治療に処方されている薬の種類は欧米に比べると日本はかなり多いというのは事実です。そして国としてもいわゆる「薬漬け」といわれているようなケースをどうにかして改善したいと強く思っているのです。

しかし、薬が多いこと自体がいけないのではなくて、あまり**必要でないものを漫然と使い続けていないだろうかという点には関心をもつべき**でしょう。

当然本書に関心をもたれている読者の皆さんはそのようなことを気にされているのだと思います。ここからはあまり必要でないと思われる薬を具体的にどのようにして減らしていくかについて話をしていきましょう。

ポイントは2つあります。

1つ目はどの薬を減らしていく候補にするのか。2つ目はどうやってその薬を減らしていくのか。という点です。

1つ目の点ですが、**薬にもお札のように重要性の違いが存在**しています。

たとえば、次ページのような薬はとくに重要なのでしっかりと管理するよう国も指導しています。

重要性の高い薬

- 抗悪性腫瘍剤
- 免疫抑制剤
- 不整脈用剤
- 抗てんかん剤
- 血液凝固阻止剤（内服薬に限る）
- ジギタリス製剤
- テオフィリン製剤
- カリウム製剤（注射薬に限る）
- 精神神経用剤
- 糖尿病用剤
- 膵臓ホルモン剤
- 抗ＨＩＶ薬

これらの薬はお札にたとえると1万円札級の薬といえるでしょう。

すなわちこの薬が用いられる病気のことやこの薬の使い方を管理していくことは難しいということで、このような薬を自分の判断だけで見直しの対象にすることはやめるべきです。

一時的な不調で飲み始めた薬は見直し候補!?

では逆に**どのような薬が見直しの対象となるか**を考えると、そこにはいくつかの条件があります。

第一の条件は、その薬を使い始めたとき、ある症状が一時的にあってその薬を飲んでいる間はその症状が再び起こることはなかったというもの。たとえば、胸やけがするということで消化薬が処方されたケースがこれに該当します。

また、下痢のケースも同様です。下痢にもいろいろな原因があり、潰瘍性大腸炎などのなんらかの病気が背景にあって生じている下痢に対して処方されている薬のケースは、見直しの対象にはなりません。食事などの影響で下痢止めとして薬が処方されているケースが見直しの対象になり得るのです。

つまり、そのときの体調不良が原因でなんらかの症状があらわれ、その後、**症状は治まったにもかかわらず、その薬がず～っと処方されているケース**です。

また、漢方薬のように本来の東洋医学的見地から用いられたわけではなく、西洋医学的な見地、すなわち病名と薬との関連で処方され、その後もずっと処方が続けられているケースも、見直しの候補になります。

ビタミン剤も単なる栄養補給という観点ではなく、治療的役割を期待されて処方されることがあります。いちばんよく見られるケースは、神経の機能を回復させる目的で使われるビタミンB_{12}（メチコバールなど）です。また、ビタミンＥも血行改善の目的でよく処方されます。ほかにビタミンの一種としてパントテン酸、葉酸などもよく用いられています。ビタミンB_{12}は、痛みなどを伴う神経痛があればとりあえず使って様子を見ようという感じで処方されることがあります。

正直に言うとビタミン剤でそれらの症状が気にならなくなるという期待はあまりもっていません。ですから、様子を見てみようという感じでその薬が始まったケースでは、ビタミンB_{12}などは見直しの候補になるのです。とくに**２〜３カ月使ってもあまり症状が変わらないといった場合**にはそうなります。

症状の改善が見られた場合は一時的にやめてみるのもアリ!?

薬には飲んで症状が大きく改善したケースの中で、そのレベルまで至ったらいったん薬を中止してみて、再びあらわれるようであればまた薬を飲み始めるとよいという薬もあります。たとえば前立腺肥大の薬はその1つです。日常生活に影響する度合いが少ない状態になったら一度薬をやめてどうなるかを見てみようということもあるのです。

胃の薬でもなにかの異変（調子が悪い）から使い始め、その後徐々に改善したように感じているケースも見直しの候補になり得ます。

しかしこの場合、薬を飲んでいる間に体自身がその問題を解決してくれているなら薬をやめてよいのですが、その**薬の作用で症状が治まっている状態なら単純にやめるということは適切ではない**ということもあるのです。いったんよくなったと感じてもどちらのケースなのか、ここが見直しを考えるうえでの大切なポイントになってきます。

そして**薬をある程度の期間服用していると、体はその薬の作用を含めて体の機能を調節するようになる**ので、薬をやめるときにはそのことも考えて、どのようにやめていくかを考えないと、リバウンドやウィズドローワル※といってやめることで不都合なことが起きる薬もあります。

急に服用をやめると危険な薬の例

①睡眠薬・抗不安薬（特にベンゾジアアセピン系の薬）

②抗うつ薬

③ ADHD 治療薬

④統合失調症治療薬

⑤抗てんかん薬

⑥抗パーキンソン病治療薬

⑦ステロイド薬（長期間使用したケース）

⑧降圧薬（特にβ遮断薬、Ca 拮抗薬）

⑨麻薬（痛みをコントロールしているケース）

⑩抗不整脈薬

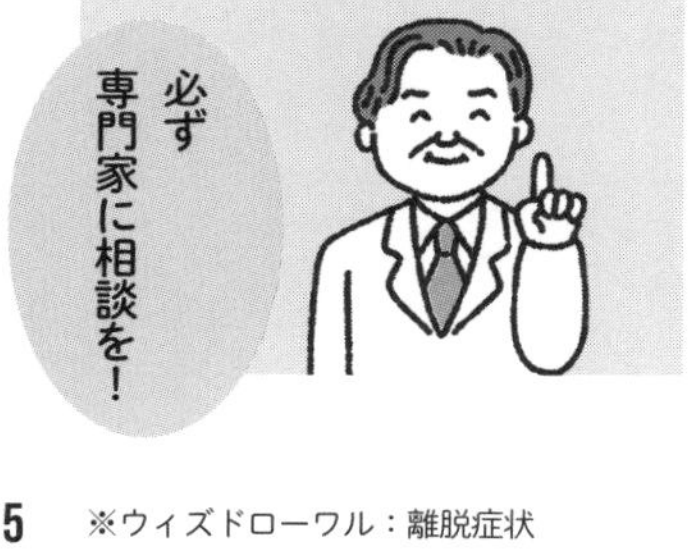

※ウィズドローワル：離脱症状

自分ひとりの判断で見直しを決めるのはＮＧ

ポイント
2

かかりつけ薬剤師をもって、彼らに相談してみることから始めよう

本書を読んで薬の見直しにトライしてみようと思う人もいるでしょう。

でも、何回も強調しているように、自分ひとりや薬の専門家ではない人のアドバイスを受けて見直しにトライすることは絶対におすすめできません。

薬の見直しをするなと言っているのではありません。あまり必要のない薬はできるなら服用し続けないほうがいいので、見直しは大切です。

そこでおすすめのやり方は、まず自分の気持ちや見解を医師ではなく**最初に薬剤師にぶつけてみる**ということです。

そのためにはあなたのことや治療経過をある程度知っている薬剤師でないと、

あまり適切なアドバイスはしてくれません。あなたのことをある程度知ってもらうためには**「かかりつけ薬剤師」をつくることがいちばんよい方法**です。「かかりつけ薬剤師」なんて聞いたこともないという人もいると思いますので、まずはここで少し説明しておきましょう。

この制度は2016年に国が国民に対してぜひにとすすめている制度です。あなたを担当する薬剤師として登録して、あなた自身の状態や薬についての情報などを常に把握してくれ、あなたに**治療上の適切なアドバイスを与えたり、相談にのってくれたりする存在が「かかりつけ薬剤師」**なのです。

どの医院やどこの病院で薬を処方されてもこの「かかりつけ薬剤師」に処方せんを持っていけば、あなたが飲んでいる薬全部を見て、処方せん通りで薬の飲み合わせは問題ないか、以前飲んでいた薬であなたに合わなかった薬が処方されていないか、そして薬以外の健康に関しての相談にものってくれるのです。

また、業務時間外や緊急のときにも電話などで24時間対応してくれます。そしてときにはどこの病院やクリニックが評判がいいかなどの情報も教えてくれます。

いかがでしょう。「かかりつけ薬剤師」の存在はお得だと思いませんか？

でも、どんな薬剤師でもいいというわけではなく、選び方を知らないとそのお得感は感じられませんよ。では、その選び方をお教えしましょう。

条件1　あなたに対して事務的な態度で、あなたからするとあまり意味のない質問をよくしてくるような薬剤師はヤメましょう

あなたに対して**思いやりをもって接してくれる**とあなたが感じることのできる薬剤師がいいです。

条件2　薬のことだけしか話さず、あなた自身の生活について聞いてこない薬剤師はヤメましょう

薬や病気のこと以外にあなたがどのような生活をしているかに関心をもってあなたに対して質問してくれる薬剤師がいいです。

条件３　専門家風を吹かせて、あなたの言葉に耳を傾けようとしない薬剤師はヤメましょう

「私は薬の専門家ですから」という上から目線で話す薬剤師よりも**あなたがどんなことを心配しているのか、あなたがどうしたいと思っているのか**を聞き、その気持ちを汲んでそれに対してアドバイスをくれる薬剤師がいいです。

条件４　相談しているのに「それは医師に聞いてください」というような態度で接してくる薬剤師はヤメましょう

せめて「私が代わりに医師に問い合わせて聞いてみましょう」という**提案をしてくれる薬剤師がいい**です。

結論的に言えば、あなたの味方になっていっしょにいろいろなことを考えながら寄り添ってくれる薬剤師がいいのです。

薬の見直しをする前に自分の気持ちを確認！

ポイント3

薬剤師と相談するときはなぜ見直しをしたいのかをしっかりと伝える

どんな行動でも、それをする理由によってどのようなやり方をすることがいいかが決まります。薬の見直しという行動も、あなたが**どうして見直しをしたいのか、その理由によってどのようなやり方がいいのか違ってくる**のです。

たとえばその理由が、今すぐにやらなければいけないと思っている内容なのか、すぐではなくてもできるだけ早いうちに始めればいいと思っているのか、でやり方は違ってきます。

大切なことは、薬の見直しをよい結果に導くための第一歩が、**薬の見直しをしたい理由を明確にすることから始まる**ということを理解することなのです。

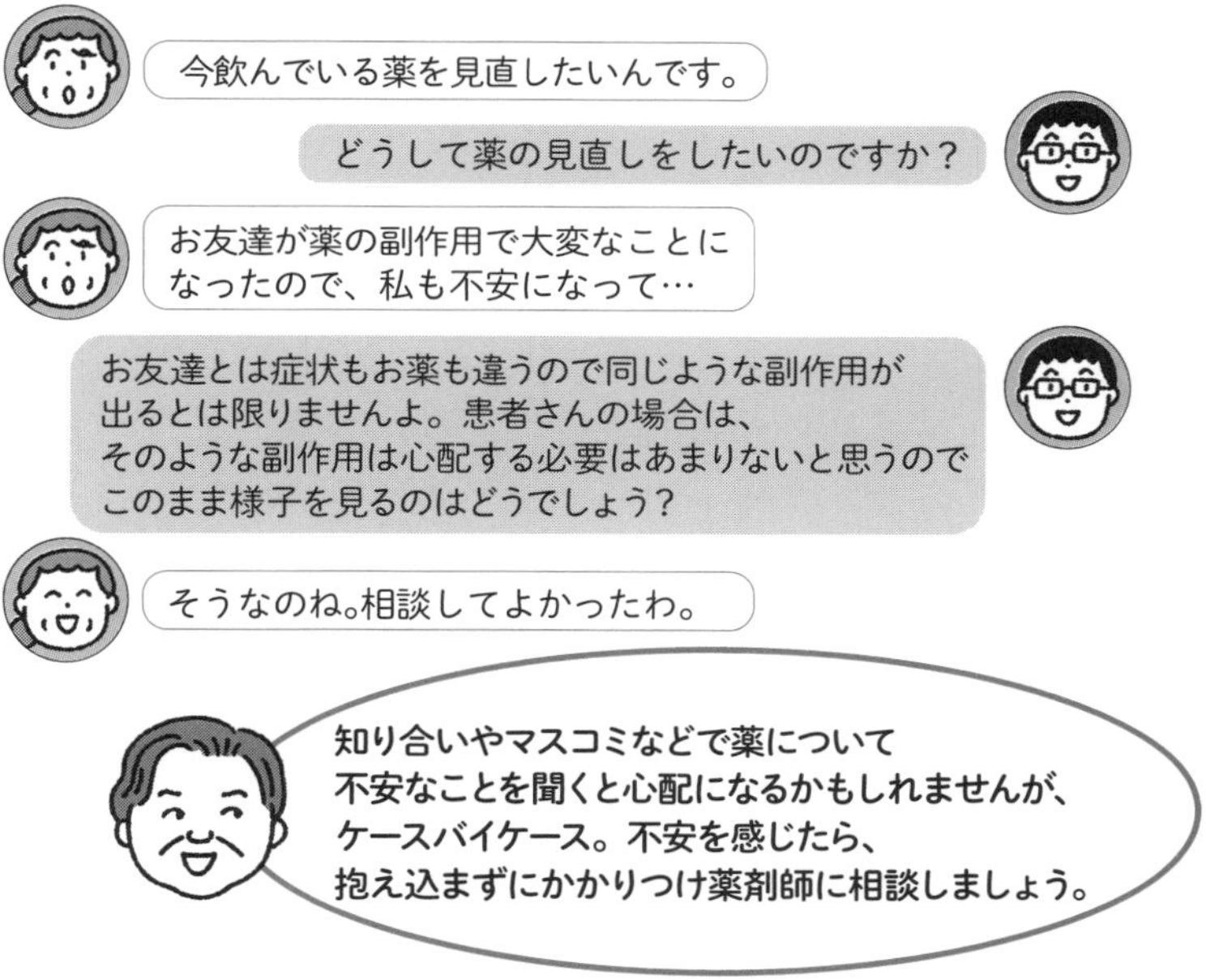
今飲んでいる薬を見直したいんです。

どうして薬の見直しをしたいのですか？

お友達が薬の副作用で大変なことになったので、私も不安になって…

お友達とは症状もお薬も違うので同じような副作用が出るとは限りませんよ。患者さんの場合は、そのような副作用は心配する必要はあまりないと思うのでこのまま様子を見るのはどうでしょう？

そうなのね。相談してよかったわ。

知り合いやマスコミなどで薬について不安なことを聞くと心配になるかもしれませんが、ケースバイケース。不安を感じたら、抱え込まずにかかりつけ薬剤師に相談しましょう。

副作用が心配で薬をやめたいという例を挙げてこのことを考えてみましょう。

その患者さんからの相談は、近所の**親しい人が同じような病気で飲んでいる薬で副作用が出たと聞いたので心配になった**、という話でした。その薬は心不全の治療薬で、近所の親しい人にめまいの副作用があらわれたとのことでした。確かに相談に来た人も心不全の薬を飲んでいましたが、今はそのような副作用の症状はありませ

副作用が出た薬のやめ方

薬によってなんらかの副作用が出た

▼

かかりつけの薬剤師か医師に相談

あらわれた副作用によって対処は異なる

▼	▼	▼	▼
薬の使用をやめる	様子を見ながら使用を続ける	薬の摂取量を少なくする	薬を変える

薬を飲んであらわれた副作用によって、対応は異なる。また、薬の種類によっては副作用があらわれても使用をやめてしまうことのほうがデメリットが大きい場合も。

んでした。なにより薬の種類が違いました。心不全の薬といっても、心臓の収縮力をアップさせる薬、心臓の負担を少なくさせる薬などがあって、その人の心不全の重症度やほかの病気をもっているかでも、12〜13種類の薬の中から1つか2つ選ばれていることが多いのです。

ですから**心不全の薬というだけで同じ副作用を心配するのは適切な判断とは言えない**のです。

このケースでは、「もし、めま

いという症状が出るようになったら、薬を続けるかどうかを検討するために私に連絡ください」というような主旨の話をして相談は終わりました。

別の人の例ですが、糖尿病の薬を数年間服用していて、２カ月前に分泌しているインスリンの反応をよくする薬を飲み始めた人が、最近まぶたのむくみが気になり始めたので、その薬の影響ではないかと心配してその薬をやめたいという相談でした。このケースでは薬剤師としても患者さんと同様の考えだったので、すぐに医師に連絡をとり、その結果薬をやめようということになりました。

このように**同じ「副作用が心配」という理由で薬を飲むのをやめたいと考えても、対応は違ってきます**。ですから、まずは「かかりつけ薬剤師」に相談してみることが大切となってくるのです。

「かかりつけ薬剤師」は頼りになる相棒！

ポイント4

リフィル処方せんになると薬の見直しはやりやすくなる

世の中は絶えず変化して、より安全で効果的でかつ経済的観点も加味して新しい制度をつくっていきます。その中で２０２２年４月から**「リフィル処方せん」という制度がスタート**して、２０２３年の政府の「骨太の方針」でもそれを広く普及していくことが明記されています。

この「リフィル処方せん」とはいったいなんなのでしょうか。

この制度はすでにアメリカ、カナダ、オーストラリア、ヨーロッパのいくつかの国で定着している制度で、簡単に言えば服用している薬が全部、もしくは大部分がなくなったときに病院やクリニックに行って新しい処方せんをもらってこなくても、**前に使用した処方せんを使って薬局から薬がもらえる**という制度です。新しいことには不安がつきものですが、先にも言ったように多くの先進国では当たり前のこととしてこの制度が国民に受け入れられているのです。

この制度の根本的な考え方は、慢性疾患と呼ばれている病気の管理を薬剤師も関与して行っていくというもので、リフィル処方せんが発行されたケースでは同じ内容で薬を調剤して患者さんに渡します。

しかし、そのままではなく変更する必要があるという見解を薬剤師が抱いたケースでは、**薬剤師が医師に連絡をとってどう対応するかを検討していく**というやり方をしていきます。

基本的には症状が安定している患者さんにこのリフィル処方せんが発行されるケースが多いのですが、症状が安定している患者さんの中には薬を減らしていきたいと考えている人もいることでしょう。そして薬剤師も患者さんからそういった相談を受けて「薬を減らしたほうがよい」と思えば、患者さんが医師に直接会って検査などを受けたうえで最終的には医師の決定に基づいて薬の見直しの方法を決めていくことがよいのです。
ですから**医師に会う前にかかりつけ薬剤師に相談する**というステップがここでも大切となってくるのです。

第６章

どんな薬が見直しの候補になるのかみてみよう

質問

薬の服用をやめるとき、注意しなければいけないことはなんでしょうか

あなたは次のページの３つのうちどの意見に賛同しますか？

ぜひ、この章を読む前にお答えください。

今のあなたの考えは
A～Cのどれにいちばん近いですか？

A

やめると決めたのだから、さっさとやめたほうがよい。

B

薬によっては急にやめると都合の悪いことが起きるケースもあるので、一概にすぐに中止することがよいとは言えない。

C

どんな薬でもすぐに中止することはやめたほうがよい。

この章を読んだ後、もう一度お答えください。
読む前と後では考え方は変わりましたか？

ついに見直し候補を絞る

薬の見直しができるかもしれない候補５種類

自分自身で薬の見直しの候補を考えるときに、どのような薬がその対象になり得るかを考えてみましょう。

これはあくまでも一般的に言えることで、必ずあなたに当てはまるというわけではないことを心に留めておいてください。そして、本書に書いてあるようなやり方を参考にして進めていってください。

ここでは、今までに見直しの相談を受けた人たちからの質問が多かった、次の５つの治療薬についてお話しします。

①高血圧症の薬

②脂質異常症（高脂血症）の薬
③認知症の薬
④不眠の薬
⑤ステロイド薬

高血圧の薬は１３０㎜Hgにこだわらない

【ポイント】
・高血圧症の治療薬はほかにどのような病気をもっているのかで、使う薬も目標にする値も違ってくる。
・低ければよいというわけではない。１３０㎜Hgにこだわらず自分が調子のよい血圧の値を探してみよう。

テレビのＣＭなどで、やたらと「血圧１３０」という言葉が強調されているので、数値に非常にナーバスになっている患者さんが多いようです。

しかし、血圧の上が１３０㎜Hgよりも低ければ誰でもそれでいいというわけでもなく、逆に１３０㎜Hgより高いから誰にでも悪いというわけではないのです。体はその人の全身に酸素と栄養いっぱいの血液を送り届けるために、どのくらいの勢いで血液を回せばいいのかを考えて、**「自分の血圧」を体自身が決めています。**

とは言っても、血管に過剰の圧がかかりすぎることはよくないので、血圧が高い場合にはある程度まで下げたほうが体へのリスクが小さくなるという治療上の判断で血圧を下げようとします。その**目安が１３０㎜Hgという数値**なのです。

ですから血圧を強制的に下げるということは、体からすると血液の勢いが緩やかになってしまうことを意味し、都合の悪いことも生じる可能性が当然あるのです。**手足の先が冷たくなるというのがその１つの例**です。血液が体のすみずみまで十分に行かなくなったことで体の末端が冷えてしまうのです。

また、血圧を下げると元気がなくなってきたという人もいます。血管のリスクを下げるために**血圧を下げることがイコールすべての人に対してよいことにはならない場合もある**のです。

実際に、ほかに病気がなければ血圧が150㎜Hg以下なら不健康な状態とは言えないという見解が日本人間ドック学会から発表されています。

体というものは全体を考えてどうすればよいかを自動的に調節して血圧の設定もしているので、ある数値以上の血圧値だったからという理由だけで「血圧だけ下げればよい」という考え方は、体にとっては迷惑なこともあるのです。

たとえば、「血圧が下がる」→「体のすみずみまで栄養や酸素が行かなくなる」→「自分でアドレナリンを出して血圧を上げようとする」→「アドレナリン分泌により逆に血管が収縮させられるのでいろいろな血管に血液が行かなくなる」→「臓器が不調になる」といった反応が生じることがあります。

血圧が高いということはほかの臓器に悪影響を及ぼしかねない要素にもなり得

高血圧の薬・見直しポイント

1. 急に服用をやめることは危険なので、見直しをやるなら徐々に減らしていかなくてはならない（半年以上かけて実施する）。

2. 複数の血圧を下げる薬を使っているときは、１種類ずつ減らしていく。

3. １つの薬の中に２つの成分の降圧薬が入っているものを服用しているときは、徐々にその薬を減らしていく。

るのですが、一方体にとって**無理やり血圧を下げられると、同じようにほかの臓器に悪影響を及ぼす**ことにもなりかねないのです。

ですから単純に「１３０㎜Hgという数値より高い」という判断だけで血圧を下げるために、薬を飲むと考えるのは問題だと、私は思います。

そして、薬の見直しをしていくからには**自宅で毎日きちんと血圧を測定して、それを記録**しておくことが大切です。薬をやめたからといって血圧が再び上がるとは限りません。しかし、**薬を減らしていく途中で血圧の上昇が明らかになったときには再び薬を服用する**ことも考えなくてはいけません。

いずれにしてもあなたひとりでやるのではなく、かかりつけ薬剤師や主治医と相談しながら行いましょう。

脂質異常症（高脂血症、コレステロール）の薬は思い込みを捨てることから始めよう

【ポイント】

・コレステロールは体に悪いものという思い込みを捨てて、コレステロールに対して素直に向き合う姿勢が大切。

患者さんと話をしていると、やたらにコレステロールのことを気にする人が多いことに気づきます。なぜそんなに気にしているかというと、**コレステロールの**

脂質異常症の薬・見直しポイント

1. 急に服用をやめたからといってなにか大きな問題が新たに生じるわけではない。

2. タバコを吸っている人はタバコをやめる努力をする。

3. 運動習慣を身につける（過度の運動ではない）。

4. コレステロールを気にした食生活でなくてもよいと考えて、楽しい生活を心がけてストレス解消する。

値が高いこと＝体に悪いことと思っているからです。

果たしてコレステロールが高いということは、単純に体に悪いことなのでしょうか。もちろんコレステロールが高い状態が長く続くとそれが動脈硬化をつくりやすくなるということを私はもちろん否定するつもりはありません。ですから、動脈硬化が関連する病気をもっている人、**たとえば狭心症、心筋梗塞、糖尿病などをもっている人はコレステロールの値を気に**

する必要は大いにあると思います。

一方で、コレステロールは体にとってとても大切なホルモン5種類（性ホルモンなど）をつくる大事な原料なのです。ほかにもコレステロールの大切な働きとして、消化液の胆汁酸の原料になっています。

そしてなによりも体の1つひとつの**細胞はコレステロールがなければ形として成り立たない**のです。コレステロールが少なくなると細胞膜と呼ばれている部分の機能が弱くなり、神経機能や血管や免疫の細胞にも悪影響を及ぼすことになるのです。

このようにコレステロールが体を維持するために大切だからこそ、肝臓でコレステロールをつくる機能を人間はもっているのです。世界的に有名な医学雑誌にも、**コレステロール値の高い人のほうが低い人より長生きしているというデータが発表されています**。

コレステロールが高いと血液がドロドロになって血管が詰まるのではと心配す

る患者さんもいて、だから血液をサラサラにしておかないといけないと思っているようです。これも単にコレステロールが高いということだけが原因ではなく、ほかに血管に炎症が生じたり、赤血球が増えすぎたりすることが血液ドロドロの大きな原因と考えられているのです。

ですから単にコレステロール値が高いという理由だけでコレステロールを下げる薬を飲み始めた場合は、薬の見直しの対象となる可能性が高いと言えます。ただ、「家族性高コレステロール血症」と診断された場合では、コレステロール値が高ければそれを下げる薬を飲んだほうがよいということを忘れないでください。

認知症の薬は期待しすぎない

【ポイント】

- 「認知症の進行を遅らせることができる」という薬の説明が間違い。
- 効果が見られなければ飲み続けてもあまり意味はない。

長く生きれば生きるほどがんや認知症を患う可能性が高いと言えます。ですから平均寿命が短い国ではこの2つの病気は大きな話題にはなりません。

認知症には主に4つのパターンがあります、最も多いとされているのがアルツハイマー型と呼ばれているものです（若年性認知症では脳血管性が最も多い）。

多くの製薬会社が認知症の治療薬を開発していますが、今までに発売されてきた薬は残念ながら認知症という病気の原因そのものを改善する作用はまったくもち合わせておらず、認知症によって生じるいくつかの症状を多少改善したように見せてくれる程度の力しかもっていないのです。

ですから、もしある薬に**「認知症の進行を遅らせる」という説明があったとしたら、それはまったくのウソ**といってよいでしょう。

製薬会社は今、認知症の発症と関連性の高い物質、アミロイドβの働きを抑える薬を開発中で、アメリカでエーザイがアデュカヌマブを発売しましたが、いろいろとその効果やコストに関しても物議をかもしています。

このことからわかるように、今まで日本で用いられている薬はこのアミロイドβにはまったく作用しない薬ばかりで、認知症の進行を遅らせることもできなかったのです。ところが２０２３年の猛暑の夏にこのアミロイドβを減らす作用をもつ新しい薬が登場しました。名前はレカネマブという薬で、商品名は「レケンビ」といいます。

薬の作用の仕方は、いままで発売されていた薬とはまったく違うので期待感はあるのですが、残念なことに**認知症の初期段階の人にしか効果がない**ようです。

ではどのくらいの効果が期待されるかというと、軽症の患者さんではこの薬を使わなかった場合と比較すると、たとえば認知機能が１００低下するところが、この薬を用いると認知機能を75くらいの低下に抑えることができるということなのです。要するに**認知機能が低下する速さが25％ほどゆっくりになる**ということです。

費用も高く、1年間で１００万円以上になるようですが、高額医療制度を使えば費用の一部が補填《ほてん》されるようになるでしょう。

一方で最近ではアミロイドβについて認知症との関連で新しい考え方も示されています。それは、アミロイドβによって記憶に関係する神経がダメになって認知症になるのではなく、**新しいことを記憶するための新しい神経ができなくなることで認知症が生じている**という考え方です。

そう考えると認知症の方は昔のことはけっこう覚えているけれど新しいことが覚えられないという現象も、なんとなくわかるような気がしますね。ですからアミロイドβにアプローチするものよりも、**新しい神経をつくり出す機能をアップさせる薬のほうがよいのではないか**という期待が生まれてくるのです。とは言え、この考え方はまだ動物実験のレベルからの結果であって、人間を対象に研究している段階ではありません。

では、今現在発売されている薬を使用してもなにもよいことは生じないのかというと、そうではないと私は答えます。

いわゆる**認知症というものは認知に関係する神経細胞が少なくなる病気**ですが、それにより生じる症状が次ページの表のようにさまざまで、人によってあらわれる症状は違ってきます。

認知症の薬はこれらの神経の機能を多少改善する力はもっていますので、認知症と診断されたら薬を服用してそれらの症状を少しでも改善するのではないかという期待をもって見守っていくしかないのです。

しかし半年間服用したり、ほかの薬に変えたりしても症状が改善しない、もし

アルツハイマー型認知症の進行と症状

進行度	特徴的な症状	具体的な例	持続期間
第一期（初期健忘期）	物忘れ 知的能力の低下	新しい土地への旅行が困難になる 探し物が徐々に増えてくる	2～6年
第二期（中期混乱期）	失語、失行、失認、徘徊、排尿・排便の失敗	洋服の着方はわかるが、着ることができない 見えてはいるが、見えていると認識できない	2～3年
第三期（後期臥床期）	高度な知的障害 運動障害 人格崩壊	会話が通じない 食事に介助が必要 小刻み歩行 全面的に介護が必要	10年 （データ的には平均8年。長くても十数年で死亡）

くは**さらに悪くなっていくなら、薬をそれ以上服用しても意味はない**と考えるべきです。

また**認知症にかかわるアミロイドβは認知症の発症する20年前から徐々に増え始めている**という報告もあります。すなわち、70歳で発症したケースでは50歳のときから密かに進行し始めていたことになるのです。

そうであるならば、その20年間に認知症が発症しないためになにかをやってみるとよいということ

認知症の薬・見直しポイント

1. 経口薬を６カ月間使用しても悪化してきたり、症状が改善しないようなら医師や薬剤師にそれを告げて中止にしてもらう。

2. 認知症サポーターという資格をもっている人たちに患者の家族としての立場で相談して、どのように患者と向き合っていけばよいかアドバイスをもらう。

になるのでしょう。

そのなにかとは、実は頭を使うということなのです。**考えてみる！　記憶してみる！　推理してみる！　そして、運動してみる！**　などです。

今すぐ始められることばかりなので、ぜひ実践してください。

不眠の薬は長期間服用は危険

【ポイント】

・不眠の原因を改善する努力をしないで睡眠薬を飲み続けると薬がなくては生きていけない生活になる可能性が非常に高くなる。

・一時的に服用することは問題がないが、長期間服用することは避けたい。

・不眠が昼間の生活にどのくらい影響があるかを考えてそれを改善しながら徐々に減らしていくことが大切。

眠ろうとしても眠れないということは確かに「つらい」と感じるでしょう。

しかし、眠れるように薬を飲みたいという気持ちが生じてきて、薬を飲み続けているうちに、もう**この薬がなくては生活できないと思うようになっていくというパターンが最悪のシナリオ**と言えます。

こうならないためにはどうしたらよいでしょうか。不眠という課題を考えるときに２つの視点が大切になります。

まず１つ目の視点は、**眠れない原因がなんなのかを考え、それを解消していく**ことです。

体の中で眠れないという状態はどうしてつくられるのでしょうか。人間には眠くなるために次の２つのことが関連しています。

①　疲れたから眠る

②　暗くなったから眠る

昼間、活発に活動して体が疲れたら眠くなるというパターンが①です。

人間は、朝、目覚めたときに脳からメラトニンという眠気を誘う物質が抑制されて、それから十数時間経つとメラトニンの分泌が盛んになって体温が下がって眠る準備をするという体内時計をもっています。これが②のパターンです。

そしてこれらのメカニズムが障害されると不眠が生じます。この場合、なにか眠れない不安があることが多いのです。

ですから不眠の治療とは、不安の原因を小さくしていく努力をすることが必要になります。その原因を小さくする努力なしで眠れたとしても、眠れない原因となった不安を抱えながら生きていくことになってしまいます。

そして、時間の経過とともにその原因が自然になくなっても、そのときには薬がないと不安で眠れない体質になってしまっていて**薬漬けの人生になってしまう**のです。そうならないためには早くその原因を突き止め、それを解消していくことが最も重要となるのです。

2つ目の視点は、**薬を飲み続けていると眠れない不安よりもっと厄介な病気をつくってしまう**ということです。

それは物事に関心がもてなくなり、また喜びを感じられなくなり、その状態が続くことで「うつ病」という病気を発症してしまうケースです。

そのようなことがなぜ起きるかというと、**体はストレスや緊急事態のときにそ**

不眠症の薬・見直しポイント

1. 薬に頼ろうとする気持ちになることは人生にとってよくないことだと自分に言い聞かせて、できるだけ薬を使わないようにする。

2. 急に薬をやめることはよくないことなので、薬剤師や医師と相談しながらよい減らし方をする。

3. 昼間の生活を改善して眠れないという不安な気持ちを小さくしていく。

れに対抗するために神経を興奮させる機能が働きます。しかし、これが過剰になるとＧＡＢＡ《ギャバ》という神経がそれを抑えにかかります。そしてその興奮がＧＡＢＡによって抑えられるとちょうどよい状態になるため、その後はＧＡＢＡの働きを弱くするように体は調整しているのです。

実は**睡眠薬や抗不安薬といわれている薬の多くはこのＧＡＢＡと同じ働きを強くする**物質です。その薬を長く使っていると、体がもつ自然の調整能力に狂いが生じ始めます。

GABAはストレスなどが生じたときにそれに合わせて機能することでちょうどよい体の状態をつくり上げていますが、**薬を飲んでいるとGABAが必要でないときでもずっとGABAが働いているような状態が続く**ことになります。そうすると体のGABAの調節機能に狂いが生じてしまうのです。

すなわちこのような状態のとき、仮に大きなストレスに陥るとGABAが十分に働かなくなり、強い不安が続き、それがうつ病を発症するプロセスをつくってしまうのです。

不安や眠れないという感情が強くなっていって、いわゆる**薬の効かなくなったような状況になり、さらに強い薬へ変更されていく**のです。まさに悪循環です。

ステロイド薬は使い方次第では魔法の薬

【ポイント】

・ステロイド薬は悪人か、それとも救世主なのかは使い方次第。

私に、薬を続けることの不安を相談してくる人の中で、具体的に示す薬で多いのはなにかというと、１位は不眠症の治療薬なのですが、その次に多いのはステロイドと呼ばれている薬です。

皆さんはステロイドという薬に対してどのような印象をもっているのでしょう。**「怖い薬！」「副作用が多い薬！」「人間の体をダメにする薬！」「恐怖の薬！」など悪い印象**がよく聞かれます。

このように思っている人なら、この薬は飲みたくないという気持ちになるのはよく理解できます。多くの人がこのような悪い印象をもっても仕方がないという事例を私は目にすることもありますので、あえてこれに反対意見を述べるつもりはありません。

ですが、もし私に「ステロイドに対してどのような印象をもっていますか？」と聞かれれば迷わず「魔法のような薬」と答えるでしょう。そう言うからにはなにか根拠があるのですか？　と問われれば、次ページの表をお見せします。

これはステロイド薬の代表ともいえるプレドニゾロンという薬がどのような病気に用いられているのかを書き出したものです。これはその一部で、なんと**200近い病気の治療に用いられています**。

これこそが私が「魔法」という印象をもつ理由なのです。こんなに多くの病気の治療に用いられている薬なんてほかに見たことがありません。しかも聞いたこともない病名もたくさん並んでいます。それはいわゆる難病と呼ばれている病気です。こんなに多くの病気、しかも**治療が難しい病気にステロイド薬が用いられているの**です。すごいことです。

ステロイドが適用となる代表的な疾患（一部）

●内科・小児科領域
内分泌疾患（慢性副腎皮質機能不全、副腎クリーゼ）
リウマチ疾患（関節リウマチ、若年性関節リウマチ）
膠原病
（エリテマトーデス、全身性血管炎）
川崎病の急性期
腎疾患
（ネフローゼ）
心疾患
（うっ血性心不全）
アレルギー性疾患
（気管支喘息、喘息性気管支炎）
重症感染症
血液疾患
（溶血性貧血、白血病、顆粒球減少症、再生不良性貧血）
消化器疾患
（限局性腸炎、潰瘍性大腸炎）
重症消耗性疾患の全身状態の改善
肝疾患
（劇症肝炎、胆汁うっ滞型急性肝炎、慢性肝炎、肝硬変）
肺疾患（サルコイドーシス、びまん性間質性肺炎）
結核性疾患（肺結核、結核性髄膜炎）
神経疾患（脳脊髄炎、末梢神経炎、筋強直症、重症筋無力症、多発性硬化症、顔面神経麻痺）
悪性腫瘍（悪性リンパ腫、多発性骨髄腫、乳癌の再発転移）
その他
（特発性低血糖症、原因不明の発熱）

●外科領域
副腎摘除、臓器・組織移植、侵襲後肺水腫、副腎皮質機能不全患者に対する外科的侵襲、蛇毒・昆虫毒

●整形外科領域
強直性脊椎炎、リウマチ性脊椎炎

●産婦人科領域
卵管整形術後の癒着防止、副腎皮質機能障害による排卵障害

●泌尿器科領域
前立腺癌、陰茎硬結

●皮膚科領域
湿疹、アトピー皮膚炎、神経皮膚炎、脂漏性皮膚炎、進行性指掌角皮症、蕁麻疹、乾癬、掌蹠膿疱症、毛孔性紅色粃糠疹、扁平苔癬、成年性浮腫性硬化症、紅斑症、IgA血管炎、開口部びらん性外皮症、スチブンス・ジョンソン病、皮膚口内炎、ベーチェット病、レイノー病、円形脱毛症、天疱瘡、先天性表皮水疱症、帯状疱疹、紅皮症、顔面播種状粟粒性狼瘡、アレルギー性血管炎、潰瘍性慢性膿皮症

●眼科領域
ブドウ膜炎、網脈絡膜炎、網膜血管炎、視神経炎、眼窩炎性偽腫瘍、眼窩漏斗尖端部症候群、眼筋麻痺、眼瞼炎、結膜炎、角膜炎、強膜炎、虹彩毛様体炎

●耳鼻咽喉科領域
中耳炎、滲出性中耳炎、耳管狭窄症、メニエル病、急性感音性難聴、血管運動（神経）性鼻炎、アレルギー性鼻炎、花粉症、副鼻腔炎・鼻茸、進行性壊疽性鼻炎、喉頭炎・喉頭浮腫、食道の炎症、口内炎、舌炎、嗅覚障害、唾液腺炎

ただし、「魔法」というとどんな病気でも治せるというように思われる人もいるかもしれませんが、残念なことにそれはありません。それにしても薬の世界ではステロイド薬はメジャーリーガーの大谷翔平さんみたいに凄いヤツなんです。

ステロイドは体内でつくられる物質と同じだから効用が広い

では、なぜこんなに多くの病気にこの薬が用いられているのでしょうか。薬理学的に分析すると、**実に多くの種類の作用をもっているから**なのです。

いちばん有名な作用は、強い抗炎症作用です。**炎症をやわらげる薬**は何種類もありますが、ステロイド薬は最強だといわれる仲間の1つなのです。次に有名なのは**過剰な免疫反応を抑える**という作用です。

この2つの作用が発揮されることを期待してステロイド薬が用いられることが多いのですが、実はそれ以外のいくつもの作用を発揮してしまうのがこのステロイド薬なのです。

ステロイド薬の主な作用

- 抗炎症作用、抗アレルギー作用
- 免疫抑制作用
- 男性ホルモン作用
- 胃液活性促進作用
- タンパク同化作用、タンパク同化抑制作用
- 代謝作用（電解質、糖質、脂質）
- 抗ショック作用、生命維持作用
- 血液凝固促進作用
- 中枢神経作用
- 下垂体抑制作用

副作用というものはその薬のもつ作用が生体になんらかの変化や反応を生み出して生じるわけですから、**作用の種類が多い薬ほど副作用の種類も多くなる**のは当然のことなのです。

上の表を見てください。これはステロイド薬の主な作用を示したものです。

たとえばこの中で中枢神経作用というものがあります。これは**脳の神経に作用して気分を高揚させる作用**で、うつ病などにこの作用

を期待して用いるケースもあります。海外の話ですが、この作用は第二次世界大戦のときに、捕まえた敵側の捕虜に自白をさせる目的で多量に注射したという記述もあります。

この中枢神経作用というものが、副作用の精神変調というものを生み出してしまうのです。治療のために多量のステロイド薬を使ったときにも見られます。

ほかにも体がある一定の方向に向かって（たとえば死ぬ方向）動き出したときに、ステロイド薬の**抗ショック作用、生命維持作用**でその流れにブレーキをかける狙いで用いることがあります。もしかしたらこのまま死んでしまうかもしれないというときにステロイドの注射をすると、一時的に少し回復した様子が見られることがあります。

今から30年以上も前のことですが、遠い田舎の街からどうしても子どもが亡くなる前に病院に到着したいので、到着するまでなんとかして1日でも2日でも死ぬまでの時間を延ばしてほしいとその子の親に頼まれて、ステロイド薬を使い、親が到着するまでの間、死の瞬間を延ばしたという話を聞いたことがありました。本来は正しい薬の使い方ではありませんが、家族の想いを考えるとそうなのかな……と、当時は思いました。

どうしてステロイドがさまざまな作用を示すのかというと、人は体の中の**副腎という臓器から自らが生きるために必要なホルモンを出していて、実はステロイドはそれと同じもの**であるため、いろいろな作用を体の中で発揮するのです。

平均的な話でいうと、プレドニゾロン1日10mgの量が人間が1日でつくり出すそのホルモンと同じくらいなのです。

【ポイント】

- **ステロイド薬を悪人にしないためには使い方に相当な神経を使わないといけない。**
- **その使い方が不適切ならば見直しの候補になり得る。**

一方で、**作用が強い薬は使い方がいちばん大切**になります。どのような使い方をするかで、悪人にも救世主にもなるということです。

私自身、仕事が忙しい時期に突然右耳の聞こえ方がおかしくなり、診断の結果「突発性難聴」ということでプレドニゾロンを1日60㎎を1週間服用して完治したという経験をもちます。60㎎というのは多い量です。しかしこの病気の治療に用いるときは少ない量を長期間用いても効果はなく、短期大量療法を実施しないといけないのです。

ステロイドが怖い薬だからといって大量のステロイド薬を使わずに少量のステロイドを使っていたとしたら期待する効果は発揮されません。また、私のケースではステロイドを使い始める時期があと2～3日遅れていたら効果は期待通りではなかったかもしれないと思います。その後、1回も再発することなく耳の機能も歳なりに正常なままで70歳を迎えています。まさに**使い方がよかったから、私にとってステロイド薬は救世主となった**のです。

先に示した２００近い病気の治療に**ステロイド薬を用いるときは、それぞれに適切な使い方があります。**腎臓の病気の１つにネフローゼというものがありますが、このケースでは１日30～80㎎で開始して２～３週間使用します。それ以上用いるときは骨が弱くなるのを防ぐためにビタミンＤや骨を丈夫にする薬（ビスホスホネート）をいっしょに用います。

このようにステロイドは適切な使い方をする必要があるのですが、それが**適切な使い方になっていないケースでは見直しの候補**になり得るのです。

【ポイント】

- **ステロイド薬のやめ方はいろいろあるが、長く使ったケースでは突然やめるのは危険。**

２００近くある病気へのステロイド薬の使い方をここでは解説はできません

が、一般の人でもわかる大切なことをお教えしましょう。

前にも述べましたが、**ステロイド薬の効果をできるだけ確実に発揮させて、かつ副作用をできるだけ少なくするための基本的な考え方は「短期大量療法」**という使い方です。

短期とは4〜7日くらいで、大量とは「プレドニゾロンで1日30〜60㎎」というのが目安の1つになります。それ以上長く使用したケースでは**突然投与を中止することは避け、段階的に減らしていくことが適切**だといわれています。

徐々に減らしていかなくてはいけない主な理由は、ステロイド薬と同じようなもの（副腎皮質ホルモンなど）が自分の体内でつくられている状態で、**長くステロイド薬を使っていると、副腎皮質ホルモンなどをつくり出す機能が低下**してしまい、その状態でステロイドの薬を止めてしまうと、体内に必要な副腎皮質ホルモンなどが不足してしまうから。そのために、都合の悪いことが体の中で生じてしまうのです。

ステロイド薬・見直しポイント

1. その病気の治療に対する使い方が適切かどうかをかかりつけ薬剤師に相談してみる。

2. 1週間以上ステロイド薬を使ったケースでは、突然投与を中止するというやり方は避ける。

3. 徐々に減らしていく間になにか新しい気になる症状があらわれてこないかを気にしながら見ていく。

ですから**ステロイド薬を徐々に減らしながら、体自らがつくり出す副腎皮質ホルモンなどの分泌能力を回復させていく必要**があるのです。この都合が悪い現象があらわれると「ウィズドローワルが生じた」と表現するのです。

もう少しわかりやすく話をすると、親から仕送りをしてもらっている子どもが、長く仕送りをもらい続けていると、それに頼って徐々に自らが稼ぐことを怠けるようになってしまい、全面的に親の仕送りだけを頼りにするようになります。ところが、突然仕送りがなくなってしまうと、生活がままならなくなってしまうという状況です。ですから、親からの仕送りも突然ではなく、徐々に減らしながら子ども自らの稼ぐ力を回復させていくことが大切となります。

ステロイド薬はこのような親の仕送りのようなものだと思ってもらえればわかりやすいのではないでしょうか。

第７章

健康寿命を延ばして介護の必要な期間を短くすることが日本の課題

質問

長生きして、かつできるだけ介護を受けなくてはいけない時間を短くするにはどういうことに気を使うべきでしょうか

あなたは次のページの３つのうちどの意見に賛同しますか？

ぜひ、この章を読む前にお答えください。

今のあなたの考えは
A～Cのどれにいちばん近いですか？

A

長生きすれば、結果的に介護を受けないといけなくなるので、あまり長生きすることにこだわらないほうがよい。

B

介護を受ける時間をできるだけ短くして長生きするには薬だけに頼らずに健康志向を高める努力が大切だ。

C

なにをやっても運命はすでに決まっていると思うので、それに任せて生きていくしかない。

この章を読んだ後、もう一度お答えください。
読む前と後では考え方は変わりましたか？

平均寿命と健康寿命の違いって？

ポイント1

健康寿命という言葉に関心をもつことが大事

日本は世界ナンバー1の超高齢社会を形成していることはご存知だと思います。私もその高齢者の一員として、今、日本を拠点として頑張って生活しているひとりです。

このことは**寿命（平均寿命）が長くなったことと、出生率が低くなってきたという2つの要因が大きく関連**しています。

多様な価値観の中で少子化という現象が生じ、かつては「誰でもどこでもいつでも医療を受ける」ことができると言われた日本の国民皆保険制度という社会システムが世界一の高齢社会を生み出したことにつながっているようです。

長生きできることはいいことだと思う人は多いことでしょう。「平均寿命」という言葉で長生き度を計ることができ、**日本は世界一の平均寿命が長い国**になっています。

ところが、最近は盛んに「健康寿命」という言葉が使われるようになりました。読者の皆さんはこの言葉の意味をご存知でしょうか。定義としては**「健康上の問題によって日常生活が制限されることなく生活できる期間」**となっています。

言い換えると、誰かに助けてもらわないと基本的な身の周りのことができず、うまく生活できなくなると「健康寿命は終わった」ということになるのです。

そしてそこから死ぬまでの歳月が介護を要する期間ということになるのです。

幸いなことに、WHOが発表したデータを見ると、平均寿命も健康寿命も日本は世界一長い国であるということがわかります。

ところが、次ページの図を見ると、2つの寿命の差、すなわち**介護を必要とする期間が日本は男性で約9年、女性で約12年**ということがわかります。

平均寿命と健康寿命の差（介護が必要な期間の変遷）

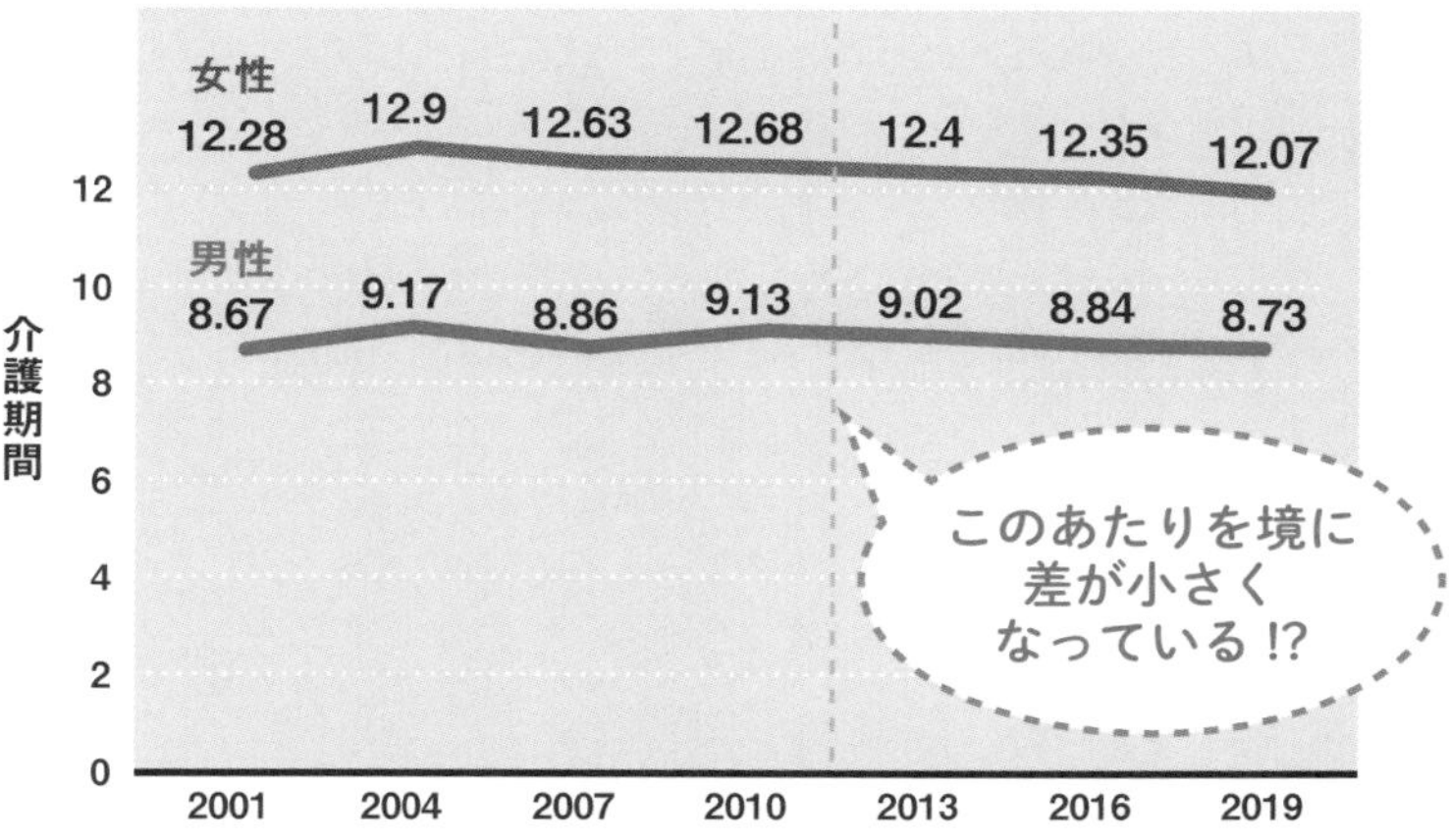
女性
12.28
12.9
12.63
12.68
12.4
12.35
12.07
男性
8.67
9.17
8.86
9.13
9.02
8.84
8.73
介護期間
0
2
4
6
8
10
12
2001
2004
2007
2010
2013
2016
2019
このあたりを境に
差が小さく
なっている!?

※厚生労働省：生活習慣病予防のための健康情報サイト．平均寿命と健康寿命
https://www.e-healthnet.mhlw.go.jp/information/hale/h-01-002.html
（2023年11月20日検索）を元に作成

いろいろな国のデータから言えることは、平均寿命が長い国ほど平均寿命と健康寿命の差が大きくなる傾向があるということです。

しかし、**平均寿命が長くても、健康寿命との差が大きいということは決してよいこととは言えないのです。**

もちろん、平均寿命と健康寿命の差が小さいほうがいいのでしょうが、この差が小さい国は平均寿命も短いということです。つまり数として単に大きい、小さいという観点で話ができるほど単純ではないのです。

シンガポールの健康の大敵は「肥満」と「喫煙」

私は今までに世界数十カ国を訪問し、いろいろな国の文化や社会に触れるチャンスをもちました。とくに仕事柄、医療システムや薬局のあり方に関心を抱いており、できるだけそれを知るための時間をつくってきました。

その中で、シンガポールについての話をします。シンガポールも平均寿命という点では日本の次の位置にあり、ほぼ日本と似たように平均寿命も健康寿命も長い国です。

ところが、日本に比べると**シンガポールは平均寿命と健康寿命の差が小さい**のです。この国は小さな国ながら、経済的にも豊かで他国とは違う政策や社会システムがあって、実にユニークな国づくりをしているというのが私の印象です。

以前シンガポールの薬剤師会に招かれて訪問した際、4日間にわたっていろいろなことについてディスカッションしました。

たとえばシンガポールの薬局の薬剤師たちに「君たちの役割は？」と聞くと「実は薬を国民に供給することは３番目の役割で、それよりももっと大切な役割をもって国から薬剤師の仕事をしてくれと言われている」というのです。

それは、まずは国民にダイエットをさせて肥満者を減らすこと。そしてさらに大切な役割はタバコを吸う人がいたらそれを止めさせること。だというのです。

要するに、**シンガポールという国は、「肥満」と「喫煙」がないことが健康**な生活を続けるためには大切なんだという思想をもって、社会保障を行っていることが垣間見えました。

そして日本の政府も、健康寿命を延ばしていくことが、将来にわたって社会保障を継続していくには重要な課題であると認識していて、２０２３年６月に発表した「骨太方針２０２３」にも明記しています。私はこの課題に取り組むうえでも薬の見直しは大いに関連すると考えているのです。

ポイント2

薬物療法に依存することは健康寿命を延ばすという点ではどうなのか？

私は薬という存在を考えるとき、薬は人間が安心して生活するために実に大きな貢献をしていると思っています。とくに専門的立場からいえば、**アスピリンとシメチジンという２つの薬は画期的な新薬であった**と評価しています。

アスピリンは人間が頻繁に遭遇する痛み、発熱といった症状を速やかに改善してくれる薬としてはじめて登場したもので、人類に対する貢献度は非常に大きなものでありました。

シメチジンは胃液の分泌を強力に抑えることができる新薬として登場し、その後は胃潰瘍で手術をするといったケースが激減しました。アメリカでは消化器外科の一部の医師が「この薬の登場で仕事が激減した」として開発した博士たちを訴えたというエピソードがあるくらい、この薬の登場も人類にとって画期的なものであり、現在ＯＴＣ薬（市販薬）としても広く愛用され続けている薬です。

この２つの薬に代表されるように、この世、または私の身の周りから薬がなくなったら……と思うとゾッとしてしまいます。

ですから**薬は「よき友」という存在であってほしい**し、そのためにはその「よき友」とはどういう人物なのかを広く一般の人々に知ってほしいという思いから本書を書いたわけです。決して、ほかの本によく見られるように「薬は危険だ」ということを煽るつもりはありません。

薬を「よき友」とするためには、時には見直しも必要だと言いたいのです。頼りにしすぎて自らの力を発揮していない状況をつくるのが「よき友」でしょうか。

自立支援という言葉があるように**必要なときには寄り添い支えて、自らの力を**

薬にだけ頼ることは平均寿命と健康寿命の差を広げる!?

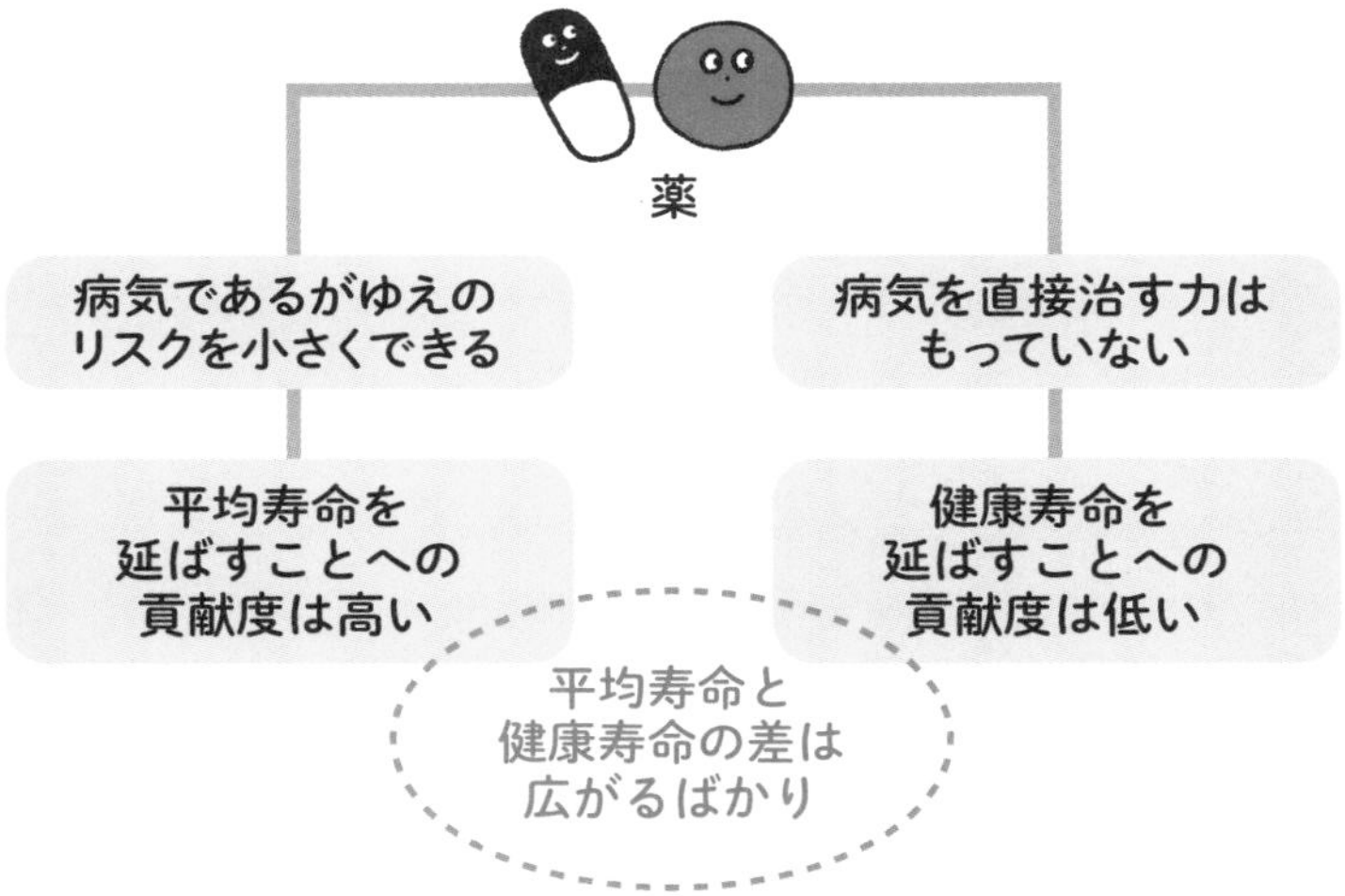
薬
病気であるがゆえの
リスクを小さくできる
病気を直接治す力は
もっていない
平均寿命を
延ばすことへの
貢献度は高い
健康寿命を
延ばすことへの
貢献度は低い
平均寿命と
健康寿命の差は
広がるばかり

発揮させるように手助けしてくれる、それこそが「よき友」ではないかと思っています。

もう一度次のことを確認してみましょう。

この上の構図が意味することは**「薬物療法だけに依存している治療は、平均寿命と健康寿命の差を広げていくことにつながる」**のでは、という心配です。

そこで、改めて165ページのグラフを見てください。これは単純に2001年から2019年

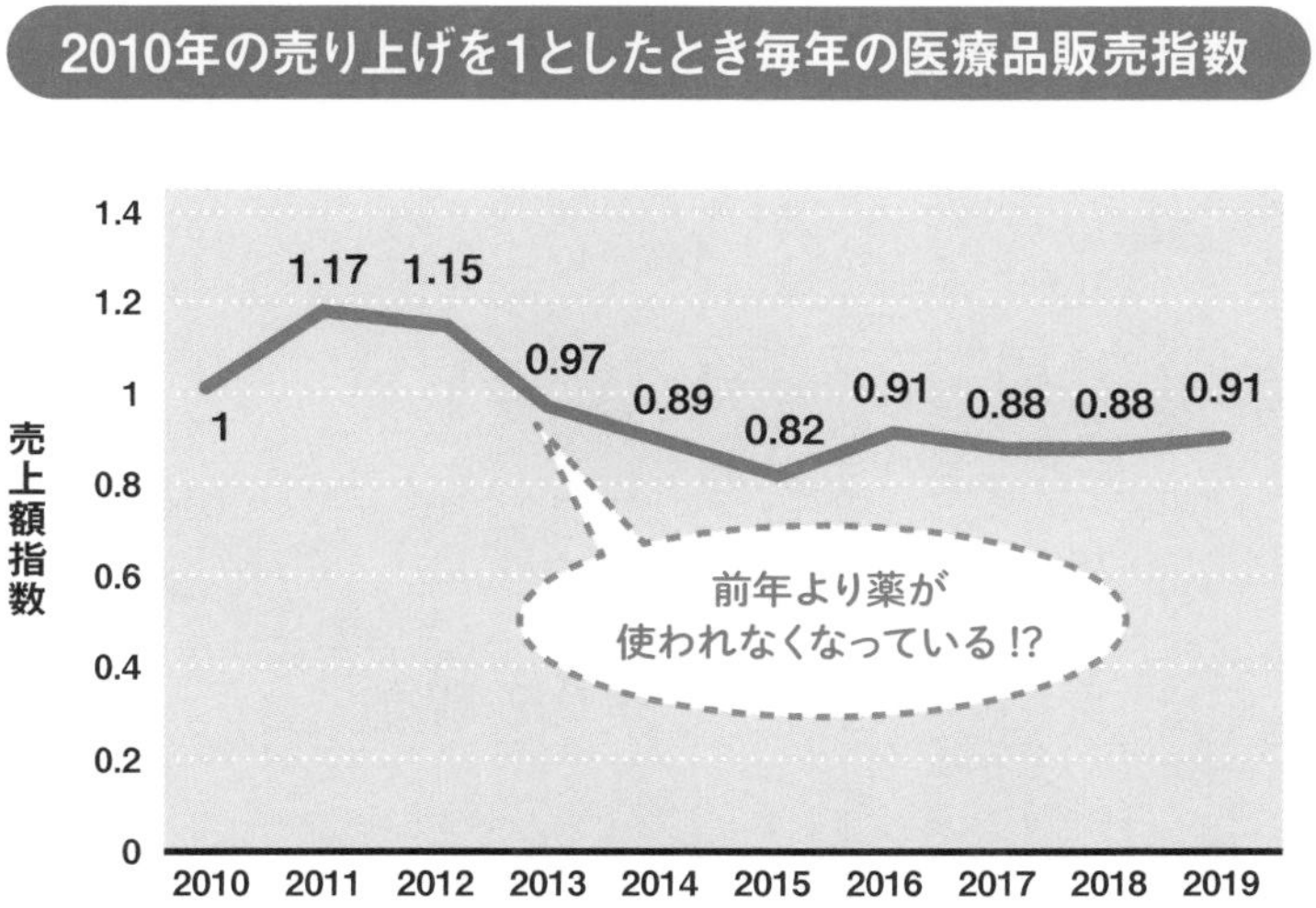
2010年の売り上げを1としたとき毎年の医療品販売指数
1.4
1.2
1
0.8
0.6
0.4
0.2
0
売上額指数
1
1.17
1.15
0.97
0.89
0.82
0.91
0.88
0.88
0.91
前年より薬が
使われなくなっている!?
2010
2011
2012
2013
2014
2015
2016
2017
2018
2019

※ IQVIA World Review Analyst 2010-2019 を元に著者作成

までの3年ごとに国が発表した平均寿命と健康寿命の差を示したものです。これを見ると２０１０年まではその差が男女ともに大きくなっていて、その後は小さくなってきていることがよくわかります。

そして上のグラフでは日本での医薬品の使用量の増え方がどのようになっているかを示したものです。これを見ると前年度に比べて薬がより多く使われた時期は、平均寿命と健康寿命の差が徐々に大きくなっているようで、逆に前年

「スマート・ライフ・プロジェクト」が提案する 3つのアクション

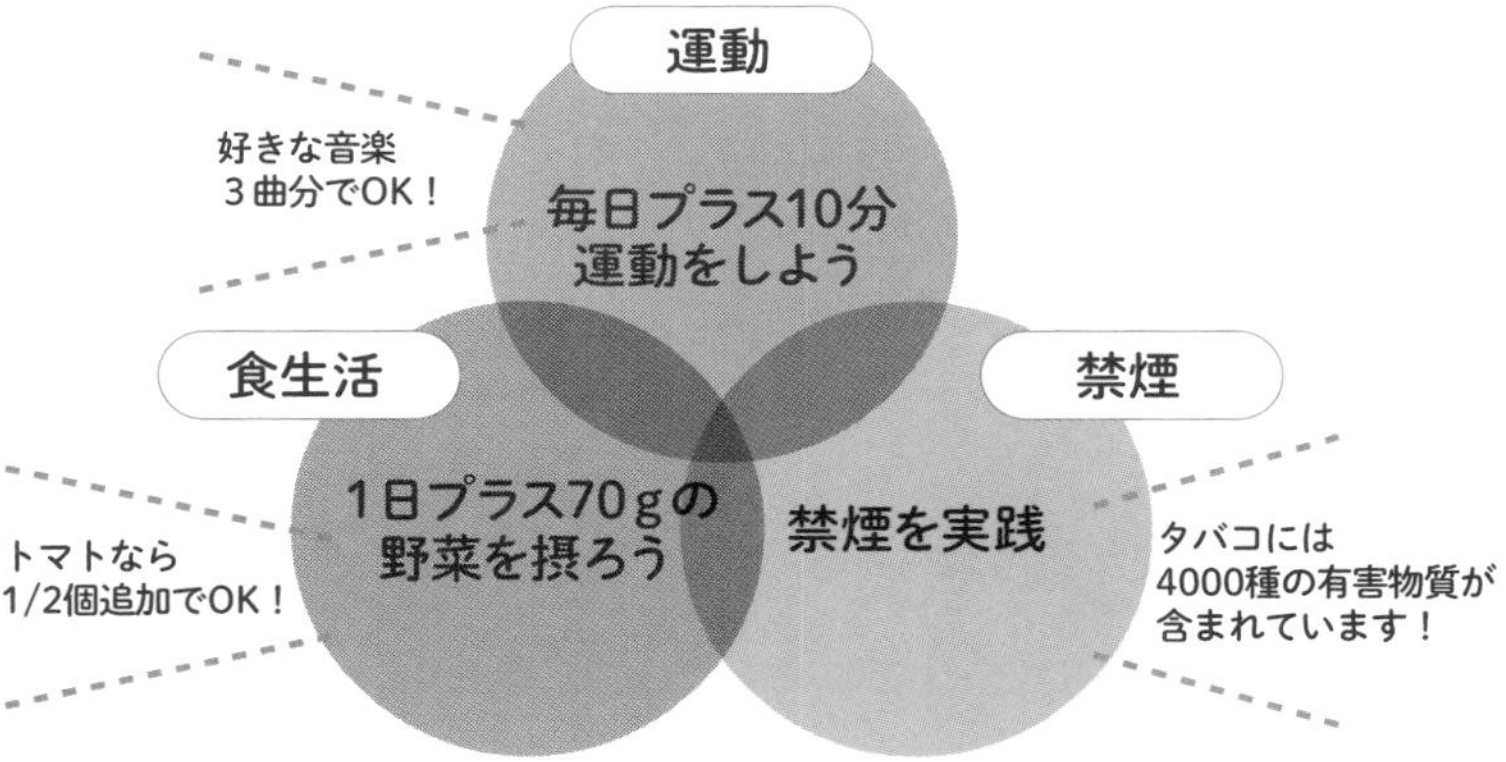
運動
好きな音楽
3曲分でOK！
毎日プラス10分
運動をしよう
食生活
禁煙
1日プラス70gの
野菜を摂ろう
トマトなら
1/2個追加でOK！
禁煙を実践
タバコには
4000種の有害物質が
含まれています！

※厚生労働省：スマート・ライフ・プロジェクト https://www.mhlw.go.jp/file/05-Shingikai-11901000-Koyoukintoujidoukateikyoku-Soumuka/0000036187.pdf（2023年11月20日検索）を元に作成

度に比べて**薬の使われ方の増え方が小さかった時期では、平均寿命と健康寿命の差が小さくなる**という現象がなんとなく感じられます。これはとても興味深いことではないでしょうか。

国も、健康寿命を延ばすことを中心課題として、２０１２年から「第二次健康　日本21」が実施され、ここで**平均寿命と健康寿命の差を縮小させることが国の政策**として明記されたのです。このような取り組みが、徐々に平均寿命と健康寿命の差が小さくなる傾向を生み出してきたのではないでしょうか。

私の立場から言わせてもらえば、この観点からも今自分が処方されている薬を見直して、必要性があるならば前のページの国が推す、運動・食生活・禁煙の努力を始めてみてはいかがでしょうか。

薬物療法に頼り切った治療ではなく、もっとほかの努力を生活の中で意識していくことがあなたの健康寿命を延ばすことにつながると、私は強く思います。

あとがきにかえて

最後に……

本書を読んであなたはどのように思いましたか？

A **ぜひかかりつけ薬剤師をもって薬を減らすことにトライしてみたい。**

B **頼りになりそうな薬剤師がいそうもないので、ひとりで薬を減らす方向で考えたい。**

C **薬は減らしたいけど、現実的には難しそうなので、当分は現状維持かも。**

自分が飲んでいる薬を見直すということは、たくさんの薬を飲み続けるという日常生活の負担の軽減になりますし、薬に頼らず自らの「治す力」を活性化させることにもつながります。

大切なのは、薬に頼りすぎるのではなく、まずは、運動や食事、生活習慣の見直しによって健康を取り戻そうとする意欲をもつことではないかと思います。その意欲と取り組みが、平均寿命と健康寿命の差を少なくし、健康で幸せな人生を長引かせてくれるのです。

しかし、必要な薬とそれほど必要ではない薬を見極めることは患者さんだけの力ではできません。ぜひ、かかりつけの薬剤師を見つけて、その人と相談しながら進めていっていただければと思います。

そして、薬の見直しに「正解」はありません。たとえ、同じ病気を抱えていて、同じ薬を飲んでいたとしても、見直し方は人によって異なります。

他人の意見ではなく、ぜひ専門家の意見に耳を傾けてください。

本書があなたの薬に対する考えを整理する一助になれば幸いです。

薬学博士
臨床薬理学者　中原保裕

著者略歴
中原保裕（なかはら やすひろ） 薬学博士・臨床薬理学者
1978年東京薬科大学卒業、1979年同医療薬学専攻科修了。
1981年臨床薬学研究のため渡米。ロングビーチメモリアル病院、ハンティングトンメモリアル病院などで病棟活動に従事。同時にハンティングトン医学研究所で臨床薬理研究にも従事。1984年日本医科大学多摩永山病院に臨床薬剤師として勤務。1993年ファーマシューティカルケア研究所設立、現在に至る。1998年臨床薬理研究振興財団学術論文賞受賞、1993〜2001年徳島文理大学薬学部客員教授、2017〜2020年北海道科学大学薬学部客員教授。
年間に280回以上、日本全国で看護師、薬剤師、医師、学生、市民を対象に講演会を行っている。

かかりつけ薬剤師と進める
50歳からの上手な薬の終い方《しまいかた》

2024年1月２日 第1刷発行
2024年3月26日 第3刷発行

著者 中原保裕
発行人 山本教雄
編集人 向井直人
発 行 メディカル・ケア・サービス株式会社
〒 330-6029 埼玉県さいたま市中央区新都心 11-2
ランド・アクシス・タワー 29 階
発行発売 株式会社Gakken
〒 141-8416 東京都品川区西五反田 2-11-8
印 刷 株式会社共同印刷

この本に関する各種お問い合わせ
● 本の内容については、下記サイトのお問い合わせフォームよりお願いします。
https://www.mcsg.co.jp/contact/
● 在庫については Tel 03-6431-1250（販売部）
● 不良品（落丁、乱丁）については Tel 0570-000577
学研業務センター 〒 354-0045 埼玉県入間郡三芳町上富 279-1
● 上記以外のお問い合わせは Tel 0570-056-710（学研グループ総合案内）